你能活到 100 岁!

(一)

童小书 著

加拿大国际出版社

书名：你能活到 100 岁！（一）

作者：童小书

出版：加拿大国际出版社 www.intlpressca.com

Email: service@intlpressca.com

2024 年 9 月加拿大第一版

2024 年 9 月第一次印刷

印刷版国际书号 ISBN: 978-1-998479-10-8

9 781998 479108

电子版国际书号 ISBN: 978-1-998479-11-5

Title: You can live over 100！(1)

Author: Xiaoshu Tong

Publisher: Canada International Press www.intlpressca.com

Email:service@intlpressca.com

First Edition in Canada, Sep 2024

First Printing, Sep 2024

Printed Edition ISBN: 978-1-998479-10-8

E-Book ISBN: 978-1-998479-11-5

自序

就像爱情是各种艺术作品永恒的主题一样，养生则是中老年人圈子中最热的话题。那天天播放的养生电视节目就是中老年朋友每天从不错过的功课，而他们听讲时的专注是他们这辈子上任何课都从来没有过的。

在步入了不惑之年后，我猛然发觉我的身体也正在每况愈下，常常感到五心烦热、失眠多梦、头发花白、还掉发严重。所以，我也不得不正式成为养生大军中的一员了。

原本觉得学几个养生招式，好好练一阵子会身体能慢慢好起来。但我发现是我想简单了。养生就像是海面上的冰山一样，水面上的部分看着不大，但水下的冰山却好像深不见底似的。

比如，为了取得较好的养生效果，我不得不学一些中医知识。但不知不觉中，我竟然将中医学本科的绝大多数的课程都学了一遍。这其中也包括许多西医课程，比如《人体解剖学》、《生理学》、《病理学》等。

又比如，为了能透彻地理解"阴阳"这个概念，我竟然把老子的《道德经》也从头至尾仔细钻研了一番。

好在功夫不负有心人。经过这十几年的养生学习和实践，脸上的皱纹渐渐褪去了，掉了的头发也逐渐长了回来，晚上又能像年轻时睡个踏实觉了……

在收获这些养生成果的同时，我也积累了许多心得和思考。为了防止以后记性不好忘记了，因此，将它们形成了文字记录了下来。现在，将它们拿出来与各位交流共享，还望批评指正。

　　另外要声明一下的是，本书内容不是学术思想，也不是医学意见。有医疗需求的看官们应该各回各家，各找各妈。想瞧中医的瞧中医，想看西医的看西医。切记切记！

目　录

养生达人——彭祖

"述而不作，信而好古，窃比于我老彭"是《论语》中的一句话。

"述而不作"描述的是比主动著书立学来传播自己的思想又上了一个台阶的境界。达到这个的人只要负责思考和教诲，而他的学生或门徒则负责记录和写作。另外，这些人的智慧还经过了长时间的历史考验，因此孔子才会对之"信而好古"。

在孔子的心目里，彭祖和老子都已达到"述而不作"的境界，所以，孔子说"窃比于我老彭"，将他们比作自己学习的楷模。

其实，不光孔子对彭祖推崇备至；先秦时期许多重要的思想家，比如庄子、荀子、吕不韦等也都非常推崇彭祖。当然了，他们推崇的是彭祖养生的智慧。

再后来，又经过不同时代人们的不断推崇，终于把彭祖推上了仙界，从而受芸芸众生的顶礼膜拜了。

但是，从晚清时代开始，就有些人再看到有关彭祖的东西时，他们首先关注的不再是彭祖的养生智慧，而是彭祖不可能活八百多岁这件事了。他们提出了大彭国说、小花甲说、一胜七说等假说来证明彭祖只活了一百多岁。

彭祖活了八百多岁的说法来自于《彭祖经》，它是彭祖的徒弟黄山君所写。

《彭祖经》的开篇就点明了彭祖的身世。彭祖乃五帝之一的颛顼之玄孙，殷商末年他就已经七百六十七岁了。但神奇的是，彭祖却不显老。

当商王听说了这件事之后，亲自携万金求教于彭祖。但没想到彭祖很傲娇，接受了万金却什么也没教。无奈之下，商王只好派出另一个奇人——采女登门请教。

当年已 270 岁的采女趴在彭祖家大门前行大礼求教时，彭祖被感动了。其结果是，采女顺利地完成了商王布置的取经任务。

彭祖的养生经果然甚是神奇。商王修炼之后竟然活了三百多岁，而且一直貌若壮年。但是，人的本性是自私的。受益的商王不但没有再感谢彭祖，竟然还派人去杀害彭祖。搞得彭祖不得不远走他乡。

为了达到独吞彭祖养生经的目的，商王最后还颁布法令禁止商人练习彭祖的养生之法。违者，斩！但不幸的是，最后商王还是遇到了妖淫的郑女，败下阵来，道坏而亡。

这个故事从头到尾都充满了神奇。如果后世的哪个人有幸得到了彭祖养生经，他一定会珍惜，珍惜，再珍惜；修炼，修炼，再修炼。这其实就是《彭祖经》作者黄山君想要达到的宣传效果。

根据现代考古学的研究，殷商最后一个君王是商纣王。他总共为王 30 年不到，所以他的寿命应该离 100 岁还差很远，更别说是 300 多岁了。而且，商纣王最后是因为被周武王打败而自杀身亡，他也并没有死在女人的身上。因此，这就是为什么现在的人已经不再相信彭祖活了八百多岁这件事了。

但是，周朝以后的绝大多数古人并不知道现在的考古成果。况且那时的古人个个人心淳朴，相信彭祖的故事。因此，他们对彭祖的养生智慧非常推崇。

其实，黄山君的这种非常有效的创作手法在春秋战国到秦汉时期还一直非常流行。比如，这个时期的著作——《黄帝内经》的作者们主动隐去了自己的姓名，托名于五帝之一的黄帝来著书立学。

同样，《神农本草经》的作者也是如此，托名于三皇之一的神农来传播自己的智慧。这些作者这么做的原因是一样的。因为当时的老百姓非常崇敬神农和黄帝，从而也就更加重视书在的内容。

此外，《神农本草经》的作者为了强调一些玉石有非常好的养生功能，对这些的玉石使用了耐饥、轻身、不老、神仙等一系列描述性词汇。对此，古人也是相信的。在三国时期，曹操的养子——何晏就开创了吃五石散来养生、甚至是成仙的运动。

由此可见，虽然《彭祖经》中说彭祖活了八百多岁这件事不太可信，但是大家都相信彭祖是养生的鼻祖，是个标标准准的养生达人。至于实际上彭祖到底活了多少岁，还有彭祖最后到底去了哪里，我等凡夫俗子并无一人知晓。

人到底能够活多长？

大圣人孔子的《论语》是儒家的经典著作。由于它诞生于两千多年前的春秋战国时期，因此，《论语》的文辞不是很容易读懂。但是，《论语》中也有一些语言非常的通俗易懂，比如，"有朋自远方来，不亦乐乎"；"三人行，必有我师焉"。尤其是"人无远虑，必有近忧"这一句，其行文的习惯与现代人几乎一样。

"人无远虑，必有近忧"意指如果没有长远的规划，就必定会有马上到来的麻烦。因此，我们在生活中常常会提前规划许多事情，比如小到度假出行，大到人生目标。

那有人规划过自己活多长吗？

对于寿命，我们绝大多数人不会用规划这个词，而是去期望。现在中国人的人均寿命是80岁，因此大多数人觉得活到80就够本，活到85就赚了，要是能活到90那就更好了。

如果面试官听到求职者期望的年薪是十万时，立马就微笑着点头答应了。这时，求职者的心里会不会在想："我靠！要低了"。那我们期望活到85、90岁是不是也同样是要低了呢？

其实，我们对寿命的期望值有点保守是有历史原因的。

考古专家们根据古尸骨和古籍记载，大致推测出汉朝的人均寿命是49岁左右，三国时期是39岁，唐朝是43岁，宋金时期是41岁，元朝是36岁，明朝是46岁，而离现在最近的清朝只有31岁。

新中国成立后，我们中国人的人均寿命稳步提高，到1981年时就已达68岁。现在中国人的人均寿命虽然已位居世界前茅，但也只有 80 岁。所以，活到 85、90 岁应该是个合理的期盼。

从这些考古数据中可以看出，人的寿命取决于许多因素。有的因素是客观存在，且不以人的意志为转移。比如，一个人若不幸生在元朝或清朝这种外族入侵的时代，那他死于战乱、饥饿、瘟疫等因素的几率大增。而生于汉朝、唐朝和明朝这些稳定时期的人寿命则会长一些。

除了这些客观原因以外，影响寿命的因素还有些是主观的。比如，一些处于社会顶层的王公贵族他们可能会夜夜笙歌、以酒代浆，同时还要照顾后宫的三千佳丽。在这些主观因素的加持之下，有的人刚登上皇位不到半年就依依不舍地去阎罗王那儿报到了。

因此，我们这里讨论的"人到底能够活多长？"这个问题，是排除了客观因素和主观因素之后的自然寿命。这是个正儿八经的科学问题。

科学家们通过多年的科学研究和观察发现，人和动物的自然寿命是由细胞中的基因控制，并与其生长期、成熟期和细胞分裂的次数密切相关。

他们的研究表明，人和哺乳动物的自然寿命大致应该为生长期的 5--7 倍、性成熟期的 8--10 倍。比如，马的生长期是 3--4 年，性成熟期是 2--3 年，其寿命则是 15--30 年。而人类的性成熟期是 14--15 年，生长期是 25 年，那么我们应该能够活到 112--175 岁左右。

世界上大家公认最长寿的人是法国的 Jeanne Calment，她在 1997 年去世时 122 岁。自她之后，现在世界上还活着的最长寿的人是 118 岁的日本人 Kane Tanaka。

另外，《黄帝内经》也说："余闻上古之人，春秋皆度百岁，而动作不衰"。可见在远古时期，也有许多懂得养生的高人活到了一百多岁。

总之，我们人类的自然寿命至少应该在 100 岁之上。

由此可见，我们在期望自己的寿命时，应该大胆地往上提一提。就像《孙子兵法》中说的："求其上，得其中；求其中，得其下"。如果我们对自己的寿命的期望值是 85 岁的话，那很可能连 80 岁都活不到。而那些想活到 100 岁的同学，就应该把期望值提到 120 岁才行。

但是，我们现实生活中的百岁老人又是少之又少，比如，中国 14 亿人口，只有 7 千多百岁老人。这说明我们中的绝大多数人都没有满足自然寿命的实验条件，也就是说，没有几个人能像草原上的骏马那样以自然之道过完一生。

比如说，在电灯被发明之后，我们就再不用日落而卧了。而当人类创造了电脑、手机、社交媒体后，熬夜刷剧那更是司空见惯。

这种进入现代社会之后，影响人类寿命的各种主客观因素实在是太多太多了。

如果我们不能理解各种因素对身体造成的危害，并且在生活中加以预防，我们就是把自己的寿命期望值提到 200 岁也于事无补。

返老还童

《云笈七签》是北宋宋真宗天禧年间（1017－1021）张君房编纂的一本道教书籍。它的内容主要是有关道教的教理教义、本始源流、经法传授、秘要诀法、诸家气法、金丹、方药……

虽然绝大多数中国人都没有听说过这本书，但是一个源自于它的词——"返老还童"却是大家非常熟悉的。

返老还童不仅是我们中国人自古以来的追求，也是许多外国人的梦想。但不管我们怎么梦想、怎么追求，好像在地球上还从来没有人能够做到这一点。为此，有些人只好编一些童话、神话或传说来过过干瘾。

好些爱望文生义的人都觉得"返老还童"是指一个耄耋老人最终变成了青春少年。但其实，《云笈七签》所说的返老还童应该只是一种变化趋势，而非一个状态。

人的一生就像是在时间的大河中嬉戏。随着时间的流淌，我们每个人都不知不觉地被河水带到了下游那个属于自己的终点。但是，有一些头脑清醒、毅力强大的人却在这时间的河流里逆水而划。

尽管这种不懈的努力并不能让他们逆流而上，但却大大降低了他们顺流而下的速度。当他们的同龄人的年龄和相貌都来到 70 岁时，而他们却看起来只有 50 岁。这其实就是一种返老还童。

这种相对于其他同龄人而言的逆生长不仅仅表现在外貌上，它是一种从里到外的状态。这个状态不是医美所制造的那个表面光的驴粪蛋能够比拟的。

所以，只要我们找到了那个适合自己的一套养生措施，并且做到持之以恒，就肯定会取得一定程度上返老还童的效果。

现今的社会是个竞争激烈的社会，凡事都讲究个量化管理。因此，返老还童这个反映变化趋势的词汇并不是评估养生效果的最佳方式。

这就像班主任老师在年终评语中用"成绩稳步上升"表扬了某位同学一样，可事实上，该同学只是从原来的倒数第一变成了倒数第二。

有统计数据表明，尽管我们中国人的平均寿命已经达到80岁左右，但绝大多数人的最后7、8年都是在病痛中度过的。因此，我们养生的第一层境界应该是尽量做到年老之时没有任何病痛。

在这个层面，虽然我们不追求绝对意义上的长寿，但却追求无疾而终。这是我们中国人梦寐以求的五福之一。

除了追求无疾而终以外，如果我们还能长寿，那就再好不过了。因为，活着是地球上一切生物的基因本能。所以，我们养生的第二层境界就是要争取活到100岁以上。

可想成为百岁老人却不是件容易的事。在中国，14亿的庞大人口中只有7千多人活到了百岁之上。这成功的几率比考上清华北大还要小许多倍，可能与古代考上秀才的概率相当。

虽然这养生的第二层境界已经很难达到，但它还不是养生的最高境界。因为现在绝大多数的百岁老人都已基本上失去了独立生活的能力，而需要家人的伺候。

《黄帝内经》曾说，上古时期的养生高人能做到度春秋百岁而动作不衰。他们不光动作不衰，能够自己照顾自己而不拖累家人，而且还有传宗接代的能力。这才是养生的最高境界。

想要达到养生的天花板确实是非常非常难，其难度与古代考中状元差不多。中医药王孙思邈应该算是一个摸到这养生天花板的人。因为在唐朝的生活条件之下，药王竟然活到了140岁，几乎是当时正常人寿命的3倍。

另外，四川军阀杨森虽是个残暴的人，但同时也是个养生达人。他应该是近代离养生的最高境界最近的人之一。因为尽管杨森的寿命只有93岁，但他能在90岁时让他的小老婆怀孕，还生下了一个健康的女儿。这说明杨森的养生功力并不是浪得虚名。

由此可见，以上的三个养生境界不是虚无缥缈的幻想，而是经过努力可以成功的目标。

大家都知道，养生不是三天打鱼两天晒网，而需要持之以恒。但持之以恒需要源源不断的动力。因此，只有在我们明确了养生所能达到的境界、体会到榜样的力量之后，养生有所成才有可能。

养生界的重重迷雾

养生是中老年人圈子里比较热门的一个话题。而年轻人和身体比较棒的人对这个话题一般来说总是不屑一顾的。

想当年，自己年轻时也曾通宵打牌而不睡；也曾在暴雨中踢足球而不停；也曾胡吃海喝撑到连自行车都跨不上去。在当年我们的眼里，身体就像是一个装货的小车，只要小车不倒，那就尽管推。一旦小车坏了，倒了，那就找医生去治。小车修好之后，我们再接着推。

但随着时间的流逝，尤其是当跨过 40 岁这个关口后，我们会慢慢地就会发现，体能没以前好了，精力有时也不济了，各种让人不太舒服的小毛病也不知不觉地爬上了身体。

这时，当我们再去找医生诉苦时，医生却很可能说，这是亚健康，暂时还不用治；等什么时候身体的健康指标下降到满足病理学的要求后，再来找医生想办法。

这是一种茫然无助、而又无可奈何的状态。有些人对此采取了听之任之的态度，过一天算一天。但还有许多人则摒弃了这种消极的态度，主动地去想办法进行自救运动。这时，他们的目光往往投向了养生。

但当推开养生的大门进入养生界之后，我们就会发现养生界远非我们想象的那样。我们原本指望进入养生界后学上一招半式，在家练上一阵子，身体就会好起来。大家没想到的是，大多数怀揣这种简单逻辑的人都会大失所望，同时很可能会不知所措。

大家都知道，想养生就需要行动起来。这第一步就是去书店买养生书籍，或上网搜寻养生招数。这不查不知道，一查吓一跳。书店的养生书籍不能说是汗牛充栋，那也绝对称得上是琳琅满目。同时，我们还发现网上的养生招式也是多到一百个手指头也数不过来的地步。

从大的方面来讲，有人主张养生要养气，但有人觉得养生要养血；还有人认为养生的关键是养五脏；甚至有人指出养生要养神、要养心。这一下子就给我们指出了五个不同的养生方向，让我们不知如何选择。

如果从具体到养生措施上来看，大多数的人是通过饮食来进行养生的。但这里面也分中医食疗派和西医食疗派。

从远古时期的彭祖一直到现在，中医食疗派前后已有几千年的历史，也总结出了很多行之有效的经验。比如，中医讲究饮食有节，要吃五谷杂粮，还说吃黑色的食物能补肾……

但是，可能有人还记得大力提倡吃绿豆的张悟本似乎是个大骗子。那他推崇的绿豆也是五谷之一，这不禁让有些人对中医的五谷杂粮养生法产生了一丝丝的怀疑。

除了用食物养生外，中医食疗派还讲究药膳养生，经常在菜肴中加入各种中药材来滋补身体。在这方面，广东人个个是高手。

还有人则会经常直接吃一些诸如阿胶、鹿角、人参、肉苁蓉、石斛、黄芪、麦冬等中药材养生。比如，养生的鼻祖彭祖就经常吃鹿角、桂皮，但他也常吃云母粉。云母是一种矿石，不知大家是否有胆量吃。

西医的食疗派历史比较短，但他们却是以一些西医科研成果为理论基础的，也很有说服力。因此，这一派的追随者也很多。

比如，西医研究发现：多食碱性食物，可保持血液呈弱碱性，使得血液中乳酸、尿素等酸性物质减少，并能防止其在管壁上沉积，因而有软化血管的作用，故有人称碱性食物为血液和血管的清洁剂。

在这种理论的指导下，我们就要多吃碱性的蔬菜瓜果和牛奶，而少吃酸性的各种肉类和五谷杂粮。这一点与中医派主张多吃五谷杂粮有的反了。

另外，一生致力于提倡多喝蔬菜瓜果汁排毒养生的养生大师林海峰先生却在 51 岁时死于某种食物中毒。这不禁让我们对他推崇的蔬菜瓜果又多了一份敬畏。

西医食疗派除了提倡吃某些食物来养生外，也热衷于吃各种营养补充剂。比如维生素、矿物质，还有品类繁多的各种保健品。很多人也从中受益良多。但是，他们受益的前提是对自己有清晰的了解，知道身体缺什么，知道什么保健品对自己有用。不然可能会事与愿违，补出问题来。

除了饮食养生外，另一个重要的养生方法是运动养生。这里的"运动"指的是狭义的体育运动，而非广义的运动。

体育运动能锻炼心肺功能，促进血液循环。它还能刺激肌肉骨骼的生长，并改善新陈代谢。在剧烈运动之后身体还能分泌一些荷尔蒙，使人看起来更加年轻。因此，很多人都采用运动的方式来养生健体，还乐此不疲。

现在，由于小视频的缘故，中国出现了五花八门的运动达人。这也就激励着更多的人投身于运动养生之中。

但是，大家也时不时就听说有人在运动的过程中不幸猝死了。这给许多靠运动来养生健体的人敲响了警钟。许多人就开始思考为什么有人运动后精神焕发？为什么又有人运动时猝然倒地？

大家大多是本着养生的目的来运动。因此，可千万别对养生效果贪得无厌，而对身体不管不顾。这样一不小心突破了自己运动的极限，就会提前把自己送走了。

第三种很多人喜欢的养生方法应该是起源于中医的导引术。这导引术引导的是人体经络中运行的"气"。因为中医认为"气为血之帅"，是血液循环的推动力之一。所以，我们疏通经络、引导气的运行，就能促进血液循环，进而起到养生祛病的效果。

在这群养生的人群中，那些时间多、做事认真、要求比较高的人往往会练五禽戏、八段锦易筋经、太极拳、甚至是来自于印度的瑜伽来养生。而那些工作忙、时间少、或耐心不足的人则会或敲胆经，或揉各种穴位，或做手指操，或搓耳朵，或甩手，或掂脚尖跺脚跟，五花八门、不一而足。

曾红极一时的养生大师萧宏慈极力推广的拍打和拉筋也属于中医导引术的范畴。但萧先生却在澳大利亚开拉筋拍打讲习班时，不知怎的导致一名6岁的小孩过失死亡，并被澳大利亚政府判坐牢十年。萧宏慈的出事让许多拍打拉筋的爱好者们心生疑虑，也下意识地放缓了追随的脚步。

但更让中医养生界人士惊心的是养生大师梅墨生先生的早逝。梅墨生先生少习长拳，后又精研太极，是太极文化研究会常务副会长兼秘书长。同时，他还是北京中医药大学的客座教授，并且在书画方面有着颇深的造诣。

然而不幸的是，一生都很注重健康养生的他却在2019年6月，因罹患肠癌离世，从检查出癌症到去世，仅仅过了半年左右的时间，终年59岁。他的去世对许多用中医方法养生的人来说是一次信心上的打击。

除了以上三大类养生方法外，还有一些方法比较小众，比如撞树、爬行。还有的养生手段比较极端，只适合某些有强大意志力的人，比如辟谷。

辟谷，是指练习者通过各种方式减少食物的摄入，从而延年益寿的一种养生方法。辟谷在我国古代较为盛行，练习者众多，且影响深远。《魏书》《隋书》《北史》《明史》等史书及《千金方》《太平圣惠方》《本草纲目》等医书中均有相应记载。

现在，在许多欧美国家也兴起了辟谷。西医的医学研究表明，辟谷不仅能减脂排毒，它还能加速机体的新陈代谢，增强免疫力等诸多功效。

但是，辟谷并不是那么容易的。辟谷的人不光要忍受巨大的饥饿感，还可能要承受低血糖、低血压、晕厥、休克等症状带来的风险。因此，只有一些狠人在用辟谷来养生。

虽然有许多体验过辟谷的人出来现身说法，宣传辟谷的养生益处，但也有一些极个别的人因操作不当而丧了命。所以，许多国家级的大单位都对辟谷持反对的态度。

由此可见，养生真不是件简单的事。如果没有一定的知识积累，没有一双能看穿重重迷雾的慧眼，那我们在这养生的海洋中就永远也找不到前进的方向。

什么才是真正的养生？

在中国各个城市的公园广场，我们每天都能看到众多养生者的身影；报纸杂志也几乎期期都有养生的栏目；而电视广播更是天天都有养生的讲座。当然，这些节目的观众都是清一色的中老年人。

这个现象一点也不奇怪。因为现在中国的经济发展了，大家兜里也有钱了，人们就很自然而然地想要健康长寿。而养生就是我们力所能及的事情。

那么，什么是真正的养生呢？

学术界的一些专家认为，准确的地来讲，养生就是根据人的生命过程规律主动进行物质与精神的身心养护活动。但是，相信大多数人看完这个对养生的精准描述后完全不明白他在讲什么。

这句话的效果就好比一个摆摊贴手机膜的男人在相亲时对女人说，他是从事高分子薄膜材料与电子通信设备的对接工作的一样。

其实，简单的来说，养生的"养"指的是调养、保养、补养之意；而"生"则是指的是生命、身体之意。所以，养生就是指爱护身体、保全生命。

那我们该怎么爱护身体、保全生命呢？

远古时期的养生鼻祖——彭祖在《彭祖经》中说："养寿之道，但莫伤之而已"。这里的"之"指的是身体。所以，彭祖这一句简单的话就已经点出了养生的真谛。

但一句话有点太简短，很多人听过后体会不深，很快就忘了。因此，春秋战国时期的庄子又写了一篇叫《养生主》的文章来具体阐述一下彭祖的智慧。

在这篇文章中，庄子讲了一个庖丁解牛的故事。爱动脑筋的庖丁解牛时又快又好，而且神奇的是他用了 19 年的刀还跟刚磨的一样锋利。但是水平一般的厨师解牛的刀只能用一年，甚至是只能用一个月。

故事听完后的文惠君立马就明白了养生的道理。庄子把人的身体比作是庖丁手中的刀，而刀所游走的牛的骨缝就好像是我们一生要走的路。我们只有像庖丁用刀那样小心谨慎地使用自己的身体，才能使身体不受一丁点的损伤，从而达到长寿且健康的目标。

因此，养生的真谛就是不损伤身体，这是个亘古不变的真理。但是，就像物理学中的定理和公式都有它们的使用条件一样，这个养生的真理也有它的使用条件。而最早提出这个使用条件的是道家养生的老祖宗——老子。

《道德经》的第五十九章说："治人事天，莫若啬。夫唯啬，是谓早服"。这里的"啬"是吝啬的意思，就是说使用身体要吝啬，这也就是要爱护保养身体的意思。这里的"早服"在出土的帛书版本中是"早备"，也就是早做准备，早早开始的意思。

老子的这两句话不仅指出养生的真谛就是爱护身体，而且还注明了这真理的使用条件是早早开始。

这"早早开始"的"早"当然是指人处于鼎盛状态的二十多岁。但是，大家扪心自问，有谁在这个年纪听从过父母唠叨？父母告诫我们诸如要好好吃饭、要早点睡觉的话，都像耳旁风一样，左耳朵进右耳朵出。殊不知，父母的这些老生常谈恰恰是养生真谛的一部分。

当进入三十而立、四十不惑的年纪后，我们中的一部分人可能已经意识到身体的重要性了，也有了养生的冲动。但是，我们有几个人能像彭祖、老子、庄子那样悠哉游哉地生活，认认真真地去养生？

在这个年纪的我们，谁不是上有老下有小？谁不需要努力地赚钱养家？面对这来自方方面面的压力，我们绝大多数人的选择都是今天拿青春换明天，后天再用金钱买健康。

当然，还有许多人在这个年纪还意识不到健康的重要性，他们是主动选择去过那种声色犬马、肆意妄为的快意人生的。

当我们来到五十岁左右的年纪时，绝大多数人都意识到了健康的珍贵了。原本打算以后再用金钱买健康的那些人会猛然发现，这个计划就像梦一样是实现不了的。

这时我们的身体已经像那把历尽了社会风霜之后满身豁口、锈迹斑斑的破刀，再也不是闪闪发光的新刀了。

如果我们这时再开始按照圣人们的养生智慧去养生，效果就好不到哪里去了。因为这时我们才开始做的养生已不满足养生真理的使用条件——早早开始了。

这就好比是庖丁拿着我们这把破刀去解牛。虽然刀一点也没有再受到骨头的损伤，但这破刀是永远也不可能在解牛的过程中修复自己的。

由此可见，对于不同的人来说，养生的真谛是不同的。

如果一个身体机能还处在巅峰状态的人能够认识到圣人的养生智慧的话，那按照自然之道正常地去生活就是他该遵循的养生真谛。

如果他在生活或工作中有时不得已过度使用了身体这把刀，使刀身有了细小的缺口和锈斑，那他必需马上采取措施修复这些损伤，使身体迅速回到最佳状态。所以，对他来说的养生真谛是遵循自然之道的生活，再加上时不时的修复措施。

而如果到了五十岁才开始准备养生，这时我们的身体经过那几十年的过度使用早已经是遍体鳞伤了。所以，养生的第一步是马上遵照圣人的养生智慧停止进一步损害身体，不然我们的健康会继续恶化。

但光有这第一步是远远不够的。因为，这时的身体就像那满身缺口和锈迹的刀一样，只是用磨刀棒轻轻地荡几下是没多大用的。要想修复刀身可能要重新开刃重新打磨才行。

因此，养生的第二步是先去医院找大夫调理身体，再采取一系列有针对性的养生措施，且要持之以恒。

这么看来，养生讲起来很简单，但做起来却很复杂。

养生的第一步——学习！

对于我们绝大多数有养生需求的人来说，基本上没有人天生就知道怎么养生。因此，养生的第一步肯定是学习。这里的学习不仅仅指的是学习各种养生招式，而且还包括学习一些基础的医学知识。

要学习养生的知识是件很容易理解的事，但为什么还要学习一些医学知识呢？

有人说养生就像是治未病，在病发作之前就采取措施把将发之病治好了。这就意味着大多数的养生招数可能没什么肉眼可见的效果。

看不到什么养生效果，但又要数年如一日地坚持这些养生锻炼，这说明该养生者的内心有着极强的毅力。

这强大的毅力可能来自于榜样的力量，也可能是来自于内心的信念。

榜样不可能天天站在自己的面前激励我们。因此，随着对榜样的记忆逐渐模糊，这种外来的力量不太可能持续很久。就像跟着师傅练的人往往能坚持很多年，而在家自己练的常常练着练着就不练了。

而来自于信念的力量却是强大且持久的，但人的信念并不是凭空产生的。如果我们没有一定量的医学知识储备，不能完全理解养生措施的内在道理，这样也就不能产生对它坚定不移的信念。

中国有两种医学：中医和西医。它们之间泾渭分明，连带着，中医和西医的粉丝们也是井水不犯河水。

在中国，西医占据了医疗市场的绝大部分。这其中的原因有许多，但其中的一个重要因素是，受过教育的中国人都学过《生理卫生》、《生物学》等西医的入门知识。

人都倾向于相信自己理解的东西，而本能地怀疑不懂的事物。在这种本能倾向的影响下，我们中的绝大多数人对中医保有怀疑的态度，而对西医却接受得那么自然而然。

但是，这种人的本能并不一定都对。因为，那些我们不懂的东西不一定是错误的，只是难懂而已。

其实，作为一个普通人，在对待医学时我们并不需要选边站。因为，当我们生病时，我们需要的是能够治好这个病的方法，而不用管它是西医的，还是中医的。甚至是苗医、藏医、蒙医、瑶医管用的方法，我们都不应该排斥。

就像邓小平同志说过的那样，不管黑猫白猫，抓到老鼠的就是好猫。

另外，大家也许听说过，有一些西医大夫有时也会去找中医看病。这些在医疗战线上工作多年的医生心里应该很清楚，什么时候西医是那只好猫，而什么时候中医才是那只好猫。这充分说明了中医西医各有所长。

所以，对于一个有较高要求的养生者来说，中西医都是我们的学习内容。

在《论语·为政》中孔子教导我们说："为人父母者不知医，谓不慈；为人子女者不知医，谓不孝"。

圣人要求我们的"知医"不是建议我们去学医做医生，而是掌握一些医学常识，从而有能力在身体健康方面去关心帮助父母和子女。所以，中国古代的读书人在饱读圣贤之书之余，还多多少少会去看一些医书。

但令人遗憾的是，在经过五四新文化运动和文革的除四旧之后，除了极少数学中医的一些人之外，现在一般中国人中已经没有几个人主动去学中医知识了。

好在我们上中学时学习的人体科学知识为理解和进一步学习西医知识打下了一个良好的基础。

西医是从生命科学实验室中诞生出来的科学知识，因此它非常直接明了，很容易读懂。因此一般来说，在中学的那些入门知识的基础上，如果我们还能再学一学《人体生理学》、《人体病理学》就应该差不多了。

与西医的易读易懂相反，中医却不太好学。但是，即使中医再难学，我们也要硬着头皮也要去学一学，因为中医对养生来说实在是太重要了。

就像在《什么才是真正的养生》一文中讲的那样，五、六十岁才开始养生的人的身体早已像是一把满身缺口、锈迹斑斑的破刀，如果不找大夫进行一定的正规治疗和调理，只凭一些常规的养生手段是很难达到很高的养生境界的。

虽然在中国治病有西医和中医两种选择，可绝大多数人却不懂中医、不信中医，因此，他们只会去找西医看病。

对于疾病的治疗，中医和西医的治疗方案一般来说是截然不同的。比如，糖尿病是由于病人的胰腺不能分泌足够的胰岛素所致。因此西医的治疗方案就是让病人摄入人工胰岛素来维持健康。

但我们有没有想过，人的器官会用进废退。如果几十年如一日地依赖胰岛素，我们的胰腺必定会废萎不用。这可能不是我们想看到的结果。而中医的治疗理念却是尽量恢复胰腺的功能，来治疗糖尿病。

另外，当许多养生者找西医看病时，他们的病痛，比如手足心发热、腰膝酸软、齿摇发白等等，常常在大夫眼里只是亚健康的表现，因此也就并不会提供太多的治疗。

但是，这些亚健康的表现在中医的眼中却是标准的疾病信息，这些信息已经完全足够大夫提出准确的医疗方案了。

所以，如果从养生的角度来看调理身体这件事，恰恰中医可能才是更好的选择。

大家常说：学习能够改变命运。同样，学习中医也很可能改变一个人的固有观念，让他在有医疗需求的时候多一种选择的可能。

学习中医除了能改变一个人的固有观念外，还能让我们理解中医的许多概念和理论。我们只有具备了这些基础知识，才能真正地理解许多养生方法的内在道理，从而对它坚信不移。

比如中医讲：骨正筋柔，气血自流。因此，拉筋能有效地促进全身气血运行，起到很好的养生作用。但如果养生者不懂中医，根本不信人体内"气"的存在，他就很难认可中医的解释，也就不能对拉筋坚定的信念。其结果必然是半途而废。

再比如，中医说养生要养心。这里的"心"不是指心脏，而是指心情、心态。如果我们理解中医，知道情绪对气的运行有怎样的影响；那么我们就很容易认可养生要养心的说法，并在生活中贯彻执行。

在过去，有道的高人对养生之道是轻易不传的。但现在不同了，在这个信息大爆炸的年代，各式各样的养生招数是不请自来。

各种视频平台上挤满了各式养生大师、白衣天使、深山里的和尚、道观中的道士，甚至是美艳少女。他们今天告诉我们做这个动作可以长命百岁,明天又说练另一个招式可以返老还童。

但是,如果要把他们教的各种招数都练一练的话,一天八个小时是绝对不够的。所以我们对这些养生方法必须要有所选择。

因为,从效果上看,养生方法有大小之分;从顺序上看,养生招式也有前后差别。另外,随着年龄的变化,我们的身体状况也在改变,因此,我们所采取的养生方案也应该有所不同。

但想要对纷繁的养生方法做出选择,那我们必须有做选择的能力。这能力不仅仅包括对各种养生方法都有全面理解的能力,还包括对自己的身体状况有清晰认识的能力。这样我们才知道自己最需要什么样的养生方法。

西医主要是靠各种检测指标和影像底片来了解一个人的身体状况。因此,即使是一个西医大夫想要掌握自己的身体状况,他也必须去医院做各种检查。因为他的家中可能也只有温度计、血压仪等小设备。

而中医大夫是通过望、闻、问、切的诊病技术来看病的。这诊病技术并不是医生的专利和特权,咱们自己也可以用它来对身体进行检查。比如,有一定经验的人可以通过望诊中的舌诊看出身体有没有淤血痰湿、脾虚不虚、体内有没有火等情况。

知道了问题的所在就能有的放矢。比如,阴虚有热的人可以平时多喝一些麦冬、菊花的代茶饮,而气虚无力之人可以选择喝西洋参、黄芪等中药的代茶饮……

总而言之,养生是件很复杂的事情,不可能简简单单、一蹴而就。如果我们对养生有较高的期望,那就应该多学一些医学知识,努力培养在养生方面的独立思考的能力。从而让自己成为我们自己的养生导师。

中医是什么？

中医是什么？但凡识字的中国人都能说上几句。但我相信大多数人会望文生义地说"中医吗，就是中国的医术"。或者更准确地说，"是中国传统的医术"。

但这种回答只能拿 80 分，因为中国的传统医术不光包含中医，还有蒙医、藏医、苗医、维医等。

其实，中医的"中"字是指汉族的"汉"字，这是因为汉医的块头比较大，被选做中国的传统医术的代表了。在日本和韩国的医书中，都用汉医和汉方来指源自中国的传统医术。

有四五千年历史的中医博大精深，她的医书更是多到数不清。但在这汗牛充栋的医书中，咱们很少能找到"中医"这个词。

这是因为"中医"一词在古代常常意指中等的医生，都有些讽刺的意味。比如"有病不医，可得中医"中的"中医"就是用来骂人的。

再比如，唐代药王孙思邈在《千金方》中说："上医医国，中医医人，下医医病"。这里的中医是用来衬托上医用的。

在两百多年前的中国，如果一个学子跟他父母说，他长大之后立志学医，他爸妈大抵是明白他想干什么的。但在现在的中国，一个高三的学生再说这样的话，他父母大概率再会追问一句，你想学中医？还是学西医？

可见"中医"一词是现代西方医术进入中国后创造出了一个新词，用来区别于西医用的。

人吃五谷杂粮，保不齐就会有个头疼脑热。生了病就得治，但在遥远的古代，先人们哪懂什么医术。不会治不等于不能治。那就摸索着瞎治呗。

在这无数次没有理论指导的医学实践中，先人们发现有的方法是管用的。比如说。嚼嚼某种草可以治头痛，而吃某种草根能治肚子疼。这些行为和发现概括成一句话，就是："神农尝百草"。

自打聪慧无比的祖先仓颉造了字，有用的治病经验就被记录了下来，代代相传。经过漫长的积累，在春秋战国的后期，先人们就已经总结出了医学理论《黄帝内经》来指导大家怎么治病。

当然了，这古人收集的医术不光有怎么使用草药来治病，还有怎么用扎针来治病，怎么用艾灸来治病，怎么用推拿来治病等等。只要是能治病的有用医术都会被记录下来，传承下去。

由此可见，中医就是个大笸筐，有用的医术都往里面装。所以，五花八门、包罗万象就是中医的一个特点。

中医的另一个特点就是多次验证的有效性，因为它有着非常悠久的历史。经过这几千年的大浪淘沙，那些疗效不确切的，或者有错误的方法就会被中医大夫们抛弃。

比如，唐代药王孙思邈就提倡废除兴于魏晋时期的五石散。因为这方剂的毒副作用太大了，致死致残各路人马无数。

与此相反的是，久经考验的方剂和方法则代代相传，被视若珍宝。最典型的例子就是医圣张仲景写的《伤寒论》和《金匮要略》，虽然已经有两千年的历史，但仍然被当今的中医大夫视为红宝书。书中的古方依旧在临床治病救人，且效如桴鼓。

望闻问切是中医诊断疾病的技术。虽然看起来没有西医的各种科学仪器那么高大上，但它却是几千年经验总结出来且行之有效的手段。毛主席就曾经说过："实践是检验真理的唯一标准"。所以，大家不应该因为望闻问切太古老而歧视它。

况且，现在的许多中医大夫也都能看懂西医的检测结果。中西医的诊断信息结合在一起，医生对疾病的理解就更充分。

另外，在科学家和中医的共同努力下，中医的切脉技术也走上了现代化的道路。切脉仪已经逐步开始实用，并被送上了太空站，用来监测航天员的身体状况。

如果大家想要更深入地了解中医的话，就应该首先知晓一些它的基础理论。在这里，咱们不深入探究理论的内容，只说说一些理论的名称。大家就能体会到中医的博大精深。

首先要说的是中医的阴阳五行学说。这是中医先贤把中国古代哲学运用于医学的一次实践。这是大家最常听说的中医理论，也是很不容易理解的一个。

其次还有经络学说。这是中医大夫扎针艾灸的主要理论基础。也是中医粉和中医黑们交战最激烈的战场。随着科学家们持续的科研探索，经络的存在将会得到更多人的承认。

另外还有气一元论学说、脏象学说、气血精津液学说，以及五运六气学说等等。

但凡以中医理论为指导思想，来治病救人的大夫都是中医大夫。因此，开方的是中医大夫，扎针的也是中医大夫，正骨的也是中医大夫，推拿按摩的也还是中医大夫，甚至艾灸，刮痧，放血，拔罐也都是中医大夫。

总之，中医是个极大的概念，大到一下子很难去说全了。就像老子在《道德经》中形容"道"是大象无形，中医也一样。

但可以肯定的是，中医是中国人治病智慧的结晶，也是中国五千年文明延续至今的有力保障。

中医是伪科学吗？

毕业于中国科技大学的赵霖教授有很多头衔。他是营养学博士生导师、国家卫生部特聘健康教育首席专家、中央保健委员会预防保健会诊专家、现任中华中医药学会微量元素分会副理事长……

常常仗义执言的他在一次演讲中曾说过一句振聋发聩的话："能治病的医学就是科学的！"。按照这个标准，能治病的中医也就是科学的了。这句话说出了许多人的心声。

但是，有一些人就不同意这个结论。比如方舟之、何祚麻之流都认为中医是伪科学。但他们的逻辑推理却不太一样。

身为中国科学院数理学部院士的何祚麻自称不懂医学。在他的眼中，中医的阴阳五行都是些不知所云的玄学。因此，他认定中医就是伪科学。

而身为生物化学博士的方舟之的逻辑与何院士不同。他认为中医完全没有生理解剖基础，毫无科学依据。另外，美国国家卫生院和美国医学会也都不认为中医是科学的。因此，方舟之自然而然地站在了美国机构一边，也随之得出"中医是伪科学"的结论。

要搞明白这两派人马谁说的在理，我们就必须先弄清楚什么是科学？什么是伪科学？

自从"科学"这个词汇出现后，科学就一直在不停地在发展。尤其是在牛顿发表了《自然哲学中的数学原理》之后。

随着科学的飞速进步，对科学的定义也在不断演化。现在各国的百科全书或词海对科学的定义都不太相同。有学者为了说清楚这一词汇，竟出版了几百页的专著。

在看了许多关于科学定义的文章和书籍后，个人认为《现代科学技术概论》对科学一词的定义最明了易懂："科学是如实反映客观事物固有规律的系统知识"。

这么多年来，随着科学的定义的不断发展，科学的种类也在扩大。一开始，严格意义上的科学只有数学和物理，后来加进去了化学、生物学等基础自然学科。再后来，在这些基础学科上又发展出了许多应用科学，比如工程学、医学、药学等等。

现在，像经济学、社会学、心理学、历史学，甚至是会计学、金融学、管理学等社会科学也正在挤进科学的大家庭。毕竟大家都希望自己从事职业是正确的、有用的、科学的。

所以当讨论什么是科学时，就要看看我们在和谁讨论。不然，论战就会随时爆发，因为大家对科学的标准都不太一样。

虽然对科学这一词汇没有统一的定义，但科学有两个重要特点却是大家一致公认的。一是自洽性，二是证伪性。

自洽性说的是某一理论必须是合理的，不自相矛盾，能自圆其说。如果连这一点都做不到也就不要硬往科学上靠了。

经过几千年的发展，中医的理论积累了很多。这其中，阴阳五行理论可能是很多人听说过的。没有听说过的还有经络理论，气血精津液理论，脏象理论等。另外还有中草药的四气五味理论，方剂的君臣佐使理论等等，不一而足。

这些理论中没什么自相矛盾之处，因此中医理论基本上具备自洽性的特点。

证伪性是指基于该理论而提出的观点可以被检验是对，还是不对。

如果一个理论没有证伪性，那会是个什么情况呢？给大家举个例子。

六道轮回理论认为，人世间的所有人都在六道中轮回。好事做得多的人会在三个善道中轮回，分别为天神道、修罗道和人间道。而坏事做得多的人则会堕入三个恶道，也就是畜牲道、恶鬼道和地狱道。这是大家都不想去的地方。

我们只是从《聊斋志异》或《拍案惊奇》等古书中看到过六道轮回的故事。但谁也没能用科学手段或亲身的实证来证明六道轮回的理论，更别说是多次认证了。

所以说六道轮回不是人世间的科学，因为我们没有办法来检验它的正确性。但是，它却很可能是佛界或仙界的科学理论。

如果我们具备有效的科学检验手段来考察某一个理论是否正确，那就会有两种结果。

当我们能用科学技术实验来证明一个理论为错误时，大家就称这个理论为伪科学。这是第一种情况。

伪科学在我们的日常生活中经常出现，比如说永动机理论。它是基于能量永不消失且守恒的原理提出的。但是到现在也没有人能造出来。但凡造出来的都被证明为骗局。因为能量在转换形式的过程中做不到100%的效率。总有一小部分能量变成热能消散在四周的环境中了。

第二种结果就是该理论被科学实验证实为正确。那我们就相信这理论是科学的。

证伪性也可以被称为预测未来性，就是说这个理论能够解释过去的事情，也能够预测未来的。这样它就拥有了有用性。被认为是科学的物理学、数学、化学、生物学、地质学等学科的知识无一不都是有用的。

对于以治病救人为己任的医学来说，考察它的证伪性就特别简单了。我们只要看这个医学能否治好病，是否有用就行了。而不用去关注它的医理是否易懂，它的治病手段或所用的药物是否现代化了。

某种医学能够治病，并不是指它某次碰巧治好了某种病，而是经常大概率地能治好这种病。这不仅证明了它的证伪性，而且还证明了它的自洽性。因为只有正确且自洽的理论才能有效地预测未来。

所以，赵霖教授说的"能治病的医学就是科学的"这句话非常具有科学性。

几千年来，中医源远流长，生生不息。它的生命力不是来自于简单易懂的医理，而是它能救死扶伤，治病救人的能力。但是由于中医的博大精深，一个高水平的中医大夫的培养也不是太容易。

救人的仁心、聪明的头脑、持续学习的毅力和丰富的临床是名医养成的必要条件，缺一不可。因此大小中医大夫的水平，并不像机器一样同在一个水平上。

因此，一些人对中医可能有一种时灵时不灵的感觉。其实西医大夫之间也有水平差异的问题。但好像大家对他们的容忍度就比较大。

另外，由于中医治病时常常治病求本，因此医疗过程有时比较长，尤其是那些慢性病。对于笃信中医的人来说，能把整个疗程坚持下来见到疗效。

但是，对于一些对中医不甚信任的人，常常因不能很快见到疗效而是失去耐心，而转投了西医。同时还很可能认为中医没什么用。所以，社会上有些反中医的人常说中医治病是碰运气，是瞎猫碰死耗子。

2019年底的新冠疫情来势凶猛，好在我们的中医力量在一开始就全面介入。绝大多数的方舱医院都采用中西医合治的方法，其轻症转重症的比例为3%到5%。而作为对比的纯西医方舱医院的轻症转重症的比例为10%。与此同时，纯中医治疗的方舱医院轻症转重症比率为零。

这些数据不是来自于一两个中医的几个病例，而是成百上千个大夫和数量庞大的病患。并且这次抗疫行动是国家的统一行为，还有众多西医大夫在一旁的并肩作战，数据是不可能作假的。

这说明广大中医大夫在中医理论的指导下，用中药抗击新冠疫情取得了有目共睹的疗效。所以中医能治病是不容质疑的。

中医能治病不仅证明了中医理论的证伪性，还证明了中医理论的自洽性。

因此，中医不是伪科学，而是科学的！

你的骨质疏松吗？

骨质疏松是一种常见的疾病，尤其是在老年人中间。随着生活水平的提高，大家的寿命都在不断地延长。与此同时，骨质疏松症的发病率也日益升高。现在，这个病已然成为大家迟早要面临的一个重要问题了。

为了预防年老之后得骨质疏松，专家们纷纷建议大家要尽早多补补钙。因此，市面上出现了许多五花八门的补钙产品。

但后来的医学研究发现，光补钙是没有用的，因为没有维生素 D 的帮助，食物中的钙是不能被小肠吸收的。结果，现在绝大多数的钙片都含维生素 D 了。甚至是饮食专家推荐的补钙的牛奶也被人工添加了维生素 D。

其实，我们不一定需要特地去补充维生素 D。

因为当太阳光照射到人类的皮肤时，皮肤细胞中的 7-脱氢胆固醇经紫外线的照射，就会进行光化学反应，变成了胆钙化醇。胆钙化醇又被称为维生素 D3，它是对于人体比较重要的维生素 D 的两种形式中的一种。另一种叫维生素 D2，又称麦角钙化醇。

我们一天只需要晒十分钟的太阳，就能合成足够的维生素 D。这就是为什么医生经常嘱咐缺钙的病人要多晒太阳的原因。

另外，有许多食物中维生素 D 的含量也不少。比如鱼油、动物肝脏、蛋黄、瘦肉、牛奶、豆奶、干香菇、豆腐、燕麦、橙汁、坚果、鱼肝油及其他海产品。这些都是人们常常吃的食物。

所以，只要我们正常吃饭，并且每天时不时地晒一晒太阳，体内的维生素 D 就不会缺少。

但是，进一步的医学研究发现，摄入足够的钙和维生素 D 并不能让我们高枕无忧。许多人仍然会得老年性骨质疏松。

这是因为，从食物中摄入和光照产生维生素 D 并没有活性，不能完成帮助钙吸收的任务。

更加深入的研究发现，当维生素 D3 被吸收入血后，肝脏中的 25-羟化酶会将维生素 D3 转变为 25-羟维生素 D3，也叫骨化二醇。这个骨化二醇再进入血液循环后，就可以帮助人体对钙的吸收了。

但是，骨化二醇的活性仍然不太高。因此，肾脏将它进一步的羟化，变成骨化三醇，也叫 1, 25-二羟维生素 D3。它的活性是骨化二醇的 500 到 1000 倍。

由此可见，在肾脏生产的骨化三醇是人体钙吸收过程中最关键的一步。

不仅如此，骨化三醇还能刺激成骨细胞分泌胶原蛋白和骨钙素，促进骨的生成。与此同时，它还能抑制骨细胞和成骨细胞的凋亡。

我们中的绝大多数中年人不会去主动补充钙和维生素 D，因为他们的骨头并没有出现什么问题。这说明他们的正常饮食和每天的日晒量已经提供足够用的钙和维生素 D 了。但当步入老年时，他们却都慢慢出现了骨质疏松的症状。

这些人的饮食习惯大多变化不大，日照时间很可能还较以前增加了。因此，老年性的骨质疏松应该不是由于钙和维生素 D 的摄入不足所造成，而是肝和肾的老化所致，尤其是肾的衰退。

因此，当中医见到此类病人时，就会根据中医"肾主骨"的理论，从肾论治。努力恢复肾脏的功能，以便生成足够多的骨化三醇。这样人体就能吸收足够的钙质，骨质也就不再疏松了。

中医认为，肾纳余气以生精，精又生髓，骨髓能养骨，故曰：肾主骨。

这个在中医临床中总结出的肾主骨理论，虽然显得比较古朴而简单，但是却揭示了骨病的真相。

在科技高度发达的现在，西医从骨质疏松的缺钙开始，一步一步研究发现，肾生成的骨化三醇才是钙吸收和骨生成的关键因素。这一系列的科学研究从微观的角度，再次印证了中医肾主骨理论的正确性。

从科学发展的角度来看，2000 年前中医的肾主骨理论可以被看成是探索骨病治疗的 1.0 版理论。现代西医的骨化三醇理论是 2.0 版。而且可以肯定，以后极有可能还会有更加详尽的 3.0 版。

然而在西医骨化三醇理论形成之前，中医的肾主骨理论在西医眼中很可能是荒谬的迷信，甚至是没有根据的伪科学。

其实，中医中被有些人认为荒谬的类似理论还有很多，比如肝开窍目，肾开窍于耳，肝主筋，肾主纳气等等。

但愿随着科技的进一步发展和对人体奥秘更多的探索，这些遭受不公正待遇的中医理论，能在将来再次被一一为证实为是正确的。

潘金莲给中医带来的伤害

潘金莲是一个中国人家喻户晓的人物。她的金句，"大郎，该吃药了"，是大家都耳熟能详的。

她不光让大家见识了砒霜猛烈的毒性，还教会了电视剧和生活中许多坏人怎么使用砒霜。

受此影响，当很多人了解到中医递过来的药包中也可能有砒霜时，在他们的脑海中就立即浮现出了潘金莲给武大郎的药中加料的场景。

他们最直接的反应就是觉得中医是不是傻，拿毒药当药吃。结果是相当一部分人因为对中药的误解而转投了西药。

这可能就是潘金莲给中医带来的额外伤害吧。

砒霜化学名为三氧化二砷，是一种古老的毒药。它无色无味，常因其混有红色的杂质而被称为鹤顶红。

0.125 到 0.25 克（也有资料称 0.07 到 0.18 克）的砒霜就可杀死一名成年人。电视剧中潘金莲下的砒霜都可以毒死一百多号人了。

砒霜首次见载于公元 973-974 年的宋《开堂本草》。因此，中医使用它治病已经有上千年的历史了。

在中医临床中，砒霜主要被用来治疗难治的皮肤病、肺结核、梅毒和癌症等病。除此之外，一般人想吃砒霜的话，他得自己去找。

砒霜的毒性很早就被认识到了，所以中医大夫使用它时慎之又慎。没两把刷子的大夫是断不会给病人开砒霜的。

因为如果开砒霜治病，却没治好病或者病人被治死了，此时的大夫即使有八百张嘴也很难解释清楚。

1950 年毕业于哈尔滨医科大学的张亭栋教授是个标准的西医。在毛主席西学中运动的号召下，又到黑龙江中医学院和辽宁中医学院学习多年。在临床中，他用所学的中西医知识相结合，来治病救人。

当年苦于西医对白血病治疗的无解，他不得不求助于一个偶得的民间秘方。这个方子是由砒霜、轻粉和蟾酥组成。

基于所学的西医科学理论，张教授建立了实验模型，收集了大量的实验数据。他首先确认了砒霜是起作用的主要成分而非轻粉和蟾酥。其次又通过动物和人体实验，再次验证了砒霜治疗白血病的有效性和使用方法。

1993 年张教授的成果在顶级医学期刊《血液学》（Blood）上发表，得到了国际同行的广泛认可。同时他还获得了国家自然科学二等奖，美国杜邦科技创新奖，葛兰素史克生命科学杰出成就奖。2020 年张教授的成果又获得了未来科学奖。

首都医科大学校长饶毅博士称张亭栋教授很可能是下一位获得诺贝尔奖的中国人。

张教授的成果发表二十多年后，美国哈佛大学医学院终身教授卢昆平博士利用现代基因科学发现了砒霜治疗多种癌症的机制。其成果发表在 2018 年的《自然通讯》杂志（Nature communication），文章号为 3069（2018）。

用通俗的话讲，卢教授用现代科学理论解释了砒霜为什么且怎么治疗好了癌症的。毕竟大家都想把事情弄得明明白白的。

但网上有人说了张教授和卢教授成果跟中医没有半毛钱的关系。因为他们都是西医科学家，使用的方法理论也都是西医的。

但是要知道，科学的产生是有一个过程的。这过程的第一步是发现问题，其次是找出解决问题的方法，最后才是解释为什么能解决这个问题。

1831 年，英国人法拉第发现，运动的磁铁可以在金属中产生感应电流。

1864 年，英国人麦克斯韦发表了麦克斯韦方程组，从理论上解释了法拉第发现的电磁效应，并预言了电磁波的存在。

1888 年，德国人赫兹设计实验证实了电磁波的存在，并验证了麦克斯韦电磁理论的正确性。至此，完美的电磁理论形成了。

法拉第、麦克斯韦和赫兹都被后世尊为伟大的物理学家。大家并没有因为法拉第仅仅发现电磁现象，而忽视他对电磁理论发展的贡献。

当古代中医大夫发现癌症这类难治的疾病之后，找到了用砒霜治疗某些癌症的正确方法。虽然他们当时并不知道为什么。

来到科技发达的今天，张教授用西医科学再次验证了用砒霜治疗白血病的方法。而卢教说用现代基因技术初步解释了砒霜为什么能治疗各种疾病各种癌症。

从中医用砒霜治好某些病，到现代西医解释为什么砒霜能治好这些病，这不也是一个科学产生和发展的完美过程吗？

砒霜养生，了解一下？

小时候在常州老家时，常常有机会喝酒。当然了，我喝的是自家做的米酒，只有大人们才可以喝买来的烧酒。

自家做的米酒微微有些凶，但同时又很香甜醇厚。米酒温过之后口感更佳，小孩子们都非常爱喝。因此每到逢年过节时，心里高兴、面皮红烫的大人们也常常允许小孩子们也吃几碗米酒。

吃米酒时，屡屡有小孩也会像大人一样，因为贪杯而一不小心就喝多了。虽然米酒不太凶，但后劲却挺大，往往能醉人两三日。

长大之后，有幸拜读了丰子凯先生的文章《癞六伯》。文章里面提到了一种绍兴当地的酒，叫时酒。

时酒是绍兴本地人自己做的一种米酒。因为酿酒时在缸底用砒霜划了一个十字，因此酒中含有极少的砒霜，能养筋活血，并使酒力遍达全身。

当地的农民大都爱喝时酒，主要是因为它价格便宜。这酒喝多了醉得很透彻，但醒得也很快，从不耽误干活。

丰先生也极爱这种酒。每次回绍兴不光会天天喝，还要带上许多回上海慢慢喝。

醉的通透，好找写文章的灵感。醒得快，又正好可以将灵感赶紧写下来。我猜这多半是丰先生爱喝时酒的原因吧。

大家都知道砒霜是一种极其厉害的毒药，0.125 到 0.25 克就可致人死命，但毕业于哈尔滨医科大学的张亭栋教授却用它来治疗白血病。张教授治病时的砒霜用量一定小于砒霜的致死量。不然，病还没治好，人却先被毒死了。

而绍兴时酒中的砒霜含量就更少了。虽然这点砒霜治不了什么病，但它却有养筋活血的养生功效。这一点有些出乎绝大多数人的预料。

盐是让菜肴美味的第一调味品，但每天的摄入量必须控制在 10 克以内。如果盐吃得多了就不好了。

中医说：咸伤血。就像卤水能点豆腐一样，血中的盐含量太高的话，血液就会变得黏稠而流通变差。

更极端的情况是，当贫农杨白劳在地主黄世仁的逼迫之下不得已喝下点豆腐的盐卤后，很快就离开了人世。可见，盐吃多了也会要人命。

因此有人说："离开剂量谈毒性是一种流氓行为"。这话颇有些道理，虽然这道理也有它的局限性。因为有些物质，如铅、汞、镉、铝等，不论剂量多少对人体都有毒性。

中医的有些药物，比如朱砂、铅丹、明矾等，就含有汞、铅、铝这些有毒物质。这常常让人谈虎色变。但是，这些药物的使用是中医权衡后的选择。

在中医用有毒药物取得良好治病效果的同时，我们也不得不面对它们带来的毒性。所以大夫们会严格控制它们的用量，把毒性降到最低，以防得不偿失。

总之，看待中医治病用的一些有毒药物时，我们一定要有一个科学的态度。

会轻功的水黾

很久以前看过一张神奇的照片，照片中的主角是一只站在水面上的水黾。照片中的水面平静如镜，没有一丝皱褶。但水黾爪下的水面却微微下凹弯曲，给人的感觉是，水的表面有一层轻薄而透明的薄膜似的。

在我们的常识中，能在水面上呆住的东西都是靠部分体积浸入水中而产生的浮力。而这只水黾却不同，它的所有部分，包括小小的脚爪，都没有伸入水中，因此也就没有产生任何浮力。

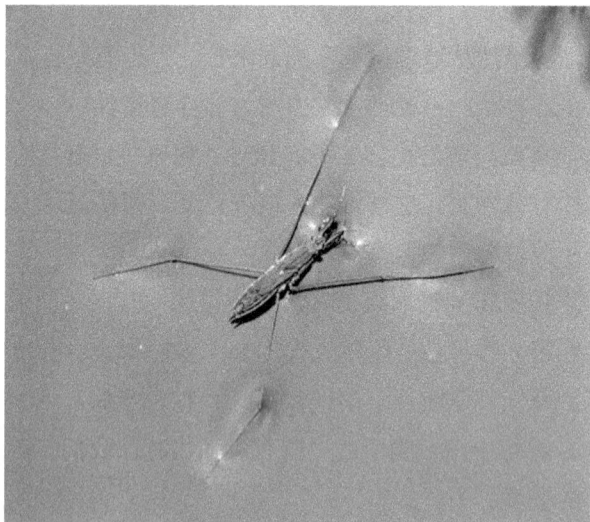

那水为什么会这样区别对待呢？这要从单个水分子 H20 说起。

水分子由一个氧原子和两个氢原子组成。虽然水分子整体上是电中性的，但它内部电荷的分布却不均匀。

在 O 原子的一端，电子的分布会多一些，从而这一端带负电性，因此这一端能吸引正电荷。

而在 H 原子的一端，电子的分布会少一些，从而这一端具有正电性，并且能吸引负电荷。所以，水分子被大家称为是极性分子，

当水挥发进入空气中后，水会以分子的形式与空气中的各种分子发生碰撞。但空气中的分子基本上都是电中性的，且不带极性。因此它们不能与水分子形成稳定的键合。

但当两个水分子相遇时，一个水分子中带负电的氧原子与另一个水分子中带正电的氢原子就会相互吸引，结合在一起。

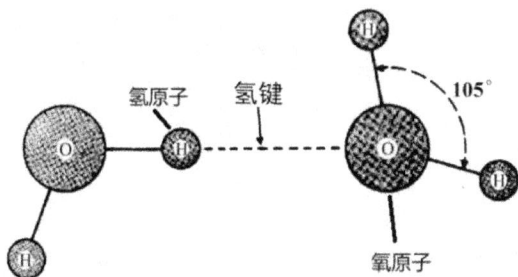

两个水分子之间的 H-O 键合被称为氢键。氢键产生的吸引力可以使这两个水分子处在能量状态较低的稳定状态。

如果大量的水分子在空中相遇时，它们之间就会形成许许多多的氢键，将水分子们连接在一起，形成一个水滴。水滴之内的每个水分子会均匀地与周围四个水分子以氢键的形式结合在一起。对此，物理上称水分子的配位数为 4。

而处在水滴表面的分子只能与水滴内的分子和同处表面的分子形成氢键。因此，表面分子的配位数小于 4。

处于水滴表面的水分子会和水滴内分子形成氢键，这个氢键对表面的分子有一个向内的吸引力。但由于液体水是不可压

缩的，表面的水分子也会受到一个向外的反作用力，从而在垂直于水滴表面的方向达到力的平衡。

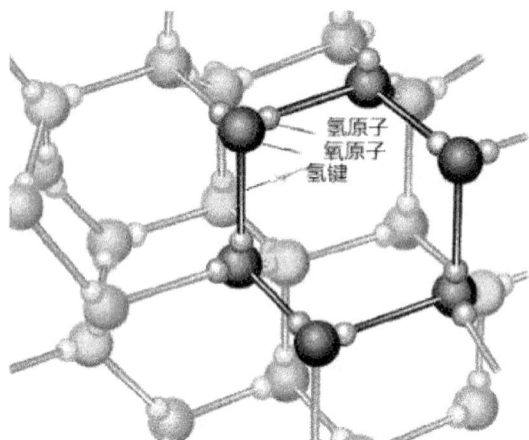

与此同时，同处于表面的水分子之间形成的氢键像一个个小小的橡皮筋一样，把所有的表面分子结成了一个有弹性的大网，紧紧地包在水滴的外面。

从宏观的角度来看，表面水分子之间氢键产生的力就被称为表面张力。这种具有收缩趋势的力与气球橡胶皮的收缩力非常相似。

水除了与气体接触时水的表面会产生表面张力外，当它与一些固体接触时，水表面也可能会产生表面张力。

如果把一些水洒在荷叶上时，就会看到荷叶上有许多水珠如珍珠一般滚来滚去。这其中的原因也是由于水的表面张力所致。

当水珠表面分子的氢原子或氧原子与荷叶表面的分子相遇时，它们之间并不能形成能量更低状态更稳定的键合。因此水珠表面的水分子还是选择与表面水分子结合在一起，所形成的表面张力仍然把水紧紧地抱成一个球形。这时，我们称荷叶这种材料的表面具有疏水性。

　　与荷叶表面分子的疏水性不同，有些物质表面具有相反的特性，比如木质的纸张。如果将水洒到一张纸上的话，水会迅速地渗入纸中消失不见。

　　这是因为，纸张表面的分子与水分子能形成能量更低、状态更稳定的键合。因此，水分子纷纷抛弃它们之间的氢键，转而与木头分子拥抱在一起了。

　　与此同时，靠表面分子间氢键而形成的表面张力也就瞬间不见了。这时，我们称木头这种材料的表面具有亲水性。

　　在我们了解了水的表面张力和材料的亲水性、疏水性后，就很容易理解为什么水黾能如有轻功一般，神奇地站在水面上了。

　　首先，水黾爪子表面的分子具有疏水性，因此当它的脚爪接触水面时，水分子不与它爪上的分子亲合，而仍然保持氢键。

　　这时候，水表面分子间的表面张力就会像一张轻薄而有弹性的薄膜一样，即使轻微下凹变形，也要努力托住水黾的爪子，而不让它的爪子进入水中。

　　另一个原因是，水黾的重量较小，不足以压破具有表面张力的水面。如果水黾的重量再大一些，即使它的爪子表面是疏水性的，水的表面张力也可能无法托住它。水黾也必然会像鸭子一样有部分身体进入水中，需要靠浮力才能浮在水面上。

呼吸要肾来管？

　　肺是人体的呼吸器官，它主要的功能是吸入氧气并呼出二氧化碳。虽然我们把气体交换的功劳都归功于肺，但其实肺的呼吸运动却不是它主动去完成的。

　　当人进行呼吸运动时，位于肺下部的膈肌会收缩并且下降。同时，肋骨间的肋间外肌也开始收缩，使胸廓向上向外隆起。这样胸腔的体积就变大了。这导致胸腔与肺之间的间隙变大，并产生了负压，因为这是个封闭的空间。

　　肺外的负压使得肺部被动扩张。随着肺泡体积的变大，肺泡内的气压变得小于人体外的空气压力。这样体外的新鲜的空气，通过鼻子、气管、支气管等通道被吸入肺泡。并在 0.3 秒左右时间内迅速完成了气体交换。

　　当我们的膈肌和肋间外机放松时，胸腔又开始变小。推动肺部回缩并挤压肺泡里的空气。就这样，肺泡中富含二氧化碳的废气就被排出体外了。

　　以上的过程只是人在平静状态下的呼吸运动。

　　当人的运动有点剧烈时，我们呼吸时除了膈肌和肋间外机参与工作外，肋间内肌和腹壁肌也开始主动收缩，加快排气的速度。如果我们的运动变得更加的剧烈的话，人体还会有更多的肌肉参与进来，主动帮助胸廓更快地变大变小，进行呼吸运动。

　　从气体交换的过程来看，肺除了用肺泡提供了气体交换的场所以外，其他所有的功好像都是肺以外的那些呼吸肌完成的，但其实不然。

　　我们人体的肺中有 3 亿多个肺泡，它们的平均尺寸为 0.2 毫米左右。肺泡们有的大些，有的小些，尺寸并是不一样大的。呼吸时，这些肺泡随着空气的进进出出，会像气球一样，一会儿变大一会儿又变小。

肺泡的外表面上附着了许多毛细血管，以便血液中的二氧化碳和空气中的氧气进行快速交换。

肺泡的内表面有一层薄薄的体液。就是因为这个液体—气体的界面，肺泡的内表面上存在着体液的收缩性的表面张力。

根据拉普拉斯法则，肺泡体液的表面张力所产生的对肺泡内腔的额外的压力 P

$$P = \frac{2\gamma}{r}$$

公示中的 γ 为肺泡的表面张力，r 为肺泡的半径。

由此公式可知，如果大小肺泡的表面张力 γ 一样的话，那么由于小肺泡的半径小于大肺泡的半径，则小肺泡内的气体压力 P 就会大于大肺泡内的压力。

又因为大小肺泡是相连通的，那么就会使得一部分气体由于这气压差而从小肺泡流到大肺泡中，直至大小肺泡之间的气压相同为止。这样，小肺泡就会变得更小，而大肺泡则变得更大。在医学上，这叫肺泡坍塌。

但实际上，一个健康的肺并没有发生这样的病态情形。大小肺泡们相安无事，一起完成气体交换的任务。这说明大小肺泡中的压力是一样大的。这也就意味着小肺泡的表面张力 γ 小于大肺泡的表面张力 γ。那这是为什么呢？

研究发现，肺部组织中的二型肺泡上皮细胞能分泌一种叫肺表面活性物质的东西。这是一种由 90% 的脂类和 10% 的蛋白质组成的复杂混合体。这些活性物质长得像一根根小火柴棒似的。圆圆的火柴头是带有极性的亲水端，而长长的另一头是不带极性的疏水端。

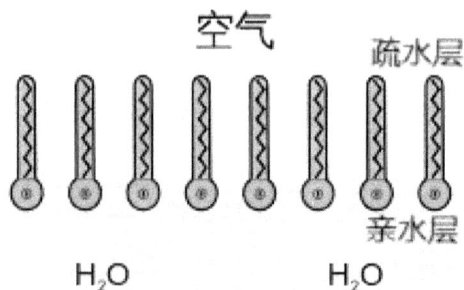

空气　疏水层

亲水层

H_2O　　H_2O

　　当这些活性物质进入肺泡表面的体液时，由于它的疏水端让水分子很讨厌，因此这些物质被水分子赶到了体液的表面。这时，活性物质的亲水端与水分子结合在一起，而疏水端则离体液的水分子远远的。它们直立在水面上，像一根根头发一样。

　　这时，原本基本上是由水分子组成的体液表面已被活性物质的亲水端取代了。而由于这些亲水端的极性小于水分子的极性，因此，由亲水端组成的体液表面的表面张力就变小了。

　　另外，那一根根如头发一样直立在空中的疏水端会受到空气分子热运动的无数次碰撞。从宏观上看，这些碰撞会产生一种向外拉伸的力量。会进一步抵消体液表面张力的收缩性。

　　另外，科学家们还发现小肺泡单位面积里的活性物质多于大肺泡，因此小肺泡的表面张力就小于大肺泡的表面张力。这就是大小肺泡间保持气压平衡的秘密。

　　虽然表面活性物质是由二型上皮细胞分泌的，但要分泌多少却不是由它自己说了算的。上皮细胞必须听命于肾上腺。

　　人体的这种安排非常合理。因为当人处于紧急状态时，往往需要剧烈地运动。我们要么是逃跑，要么是搏斗。在这种情况下，大脑中枢会给肾上腺下达命令，分泌大量的肾上腺素。

这些激素能使心跳加快，呼吸剧烈，血管扩张。从而对肌肉的供血量大大增加。

与此同时，肾上腺素也会作用于二型肺泡上皮细胞。当上皮细胞的 beta 肾上腺素能受体接收到肾上腺素增加的信号后，就会加速分泌更多的表面活性物质，降低肺泡的表面脏力。好使肺泡在呼吸时变得更大，吸入更多的氧气。

如果在这种紧急的情况下，人不能吸入更多的氧气的话，那心跳和呼吸的加快也是没有什么意义的。

与上面这种在紧急情况下肾上腺素飙升相反的另一种状态是，人在生病时候肾上腺功能下降，不能生成足够的肾上腺素。

其结果是，二型上皮细胞生产的表面活性物质也就相应地减少了。因此，肺泡的表面张力也随之上升。这时尽管我们努力地指挥呼吸肌进行呼吸运动，但由于肺泡表面张力太大而不能充分扩张，以至于吸气不足。

从解剖学的角度来看，肾上腺像肾脏头上带的一个三角形的帽子。虽然它俩连在一起，但西医认为肾脏属于泌尿系统，而肾上腺属于内分泌系统。它们俩之间相互并没有什么联系。

而中医的思维方式却不同于西医。中医用五行理论将人体的生理功能进行分类。因此中医的"肾"指的是肾这一"行"，是肾系统全部功能的代表，而并不是仅仅指解剖学意义上的肾脏。

虽然中医先贤并不知道肾上腺素的存在，但中医的肾却包含了肾上腺的功能。因此中医在两千多年前就有了"肾主纳气"的理论。并从治肾的角度出发，治疗吸气不足的疾病，且屡屡奏效。

由此可见，虽然在某些人眼里，"肾主纳气"是毫无根据的迷信，但它却提前两千多年就揭示了肺纳气不足的真实原因。

中药里的布朗运动

一提到西药，大家首先想到是那白白的药片，不含一点杂质。其次，还有那清澈纯净的药水。它们都用科学方法制备出来的。

但一想到中药，脑海里的画面常常是黄纸包着的乱糟糟的一堆东西。在很多人的眼里，相较于西药的高大上，中药显得是那么的原始和老土。

但其实，这貌似乱糟糟的中药也都是要经过制备的。从简单的晒干切碎，到复杂的九蒸九晒，都有它的科学道理。只不过，大多数制备的内在机理太过复杂，而不能很好地解释清楚罢了。

虽然中药制备的科学性常常需要通过中医用中药治病的有效性来间接证明，但在遥远的古代，有的中药的制备就已经用上了先进的科学手段。

1827 年，英国的植物学家罗伯特·布朗在用显微镜观察液体中的花粉颗粒时，发现颗粒在液体中不停地做无规则的移动。后来，这种无规则运动被人们称为布朗运动。

1905 年，德国大物理学家爱因斯坦通过对布朗运动的研究，证明了原子分子的真实存在。并且，揭示了布朗运动其实就是液体中微小颗粒受到液体分子的无规则碰撞，而形成的无规则的运动。

我们的古代先贤虽然不知道分子原子的存在，但却成功的利用布朗运动制备出了超纯超细的矿物粉，比如朱砂。

天然的朱砂有时会夹杂许多其他的矿物质，必须去除杂质进行提纯。同时还要把朱砂制成超细粉末，来提高药物的吸收利用效率。

药工们会先把天然朱砂加水进行研磨。到一定程度后，再把这朱砂糊糊放入一个注满清水的大桶中搅拌均匀。

由于水分子的布朗运动，朱砂微粒不断受到水分子的碰撞而悬浮在水中。同时又由于地球重力场的存在，朱砂微粒会缓慢的向下沉降。颗粒越大则下沉越快。而微小颗粒由于下降缓慢而多浮于水的上层。

将朱砂混合液静置一小会儿后，把桶中最上层的水倒入另一个容器中。再经过长时间的静置和干燥脱水，就可以得到超细的朱砂粉了。

至于杂质矿物质，一般来说它们的比重和朱砂不同。如果杂质和朱砂的颗粒尺寸一样，则比重大的杂质下降较快。药工只取上层水就可以提纯朱砂了。

如果杂质比重比朱砂小，则在它们的尺寸一样的情况下，朱砂下沉较快。则将富含杂质上层水倒掉，也就达到了提纯朱砂的目的。

这就是中药制备中古老的水飞法。

这就是我们中医前辈的科学手段。

临床试验之痛

西医研制一款新药可不是件容易的事。它不仅费时，而且费钱。

制药的第一步往往是在实验室里筛选化合物。

但是，新药的筛选是个永恒的难题。尤其是现在，好的化合物可能被发现得差不多了。因此，新化合物的寻找也变得越来越难。以至于找新药有时就像撞大运一般。

据说，当年美国为了越战抗疟的需要，药学家们筛选了三十万种化合物也没有发现好的化合物。

而在这同一时期，中国的药学家们也在进行着同样的努力。屠呦呦带领的科研小组从东晋名医葛洪的《肘后备急方》中找到灵感，很快就找到了青蒿素。为在全世界消灭疟疾做出了巨大的贡献，并因此获得了诺贝尔医学奖。

有鉴于此，许多缺乏找药思路的西方医药集团也纷纷把目光投向中医方剂，试图从中药材中提取出能治病的良药。他们的这种行为在一定程度上从侧面证明了中药治病的有效性。

制药的第二步是用在实验室里用筛选出来的化合物进行动物实验。

动物实验的主要目的是掌握初步的药物动力学规律并证实其无毒。实验用的动物主要是老鼠、兔子、猫狗和猴子等。这些动物为人类战胜疾病做出了一定的贡献。

但是，动物保护主义者却不这么认为。他们觉得动物实验是对动物们的一种虐待和摧残，因而常常上街抗议游行。抗议时，他们个个仿佛都化身为了动物，根本就不理解药物的动物实验是从人本位出发的。

不知是不是由于动物保护主义者们游说的缘故，在 2022 年 12 月，美国总统拜登签署了一项法案。该法案规定新药不再必须做动物试验，也可以获得美国食品与药物管理局（FDA）的批准。

取消动物实验的另一个可能的原因是，超过 90% 通过了动物实验的药物在进入人体临床试验时却失败了。这些在小动物身上安全且有效的药物被用到人身上时常常不安全，或者根本没有效果。

从这个方面看，取消动物实验还是有一定的合理性的。但是以后，小动物们筛查化合物毒性的风险就会被转嫁到参加一期临床试验的健康人身上了。

但不管怎么说，以后要求中药上市前必须进行动物实验的人可能就不多了。

一种药物能通过动物试验的几率相当低，最终能进入人体试验的只有可怜的千分之一。

如果一个药的动物实验成功了，接下来按照美国食品药品监督管理局的标准流程，该药物还需要进行至少三期的临床试验。只有通过了层层考验之后，新药才能上市卖个好价钱。

一期临床（Phase I）通常都是在健康的人群中进行，目地是证明药物的安全性，并探求药物的合适剂量。

二期临床（Phase II）可以说是个关键的阶段。在这个阶段，通常要招募 100 到 300 位对症的病人进行试验。其主要目的是看研发的药物治病到底有没有效果。

三期临床（Phase III）试验就是大规模的人体试验了。一般需要 1000 位以上的试验对象，并在医生的严格监控下进行。这期试验的主要目的是进一步验证该药物的有效性，并看看有无毒副作用，以及该药物的使用禁忌。

　　药物能够通过人体三期临床试验的成功率只有区区五分之一。但是一旦通过了，研制团队就可以安心地等待 FDA 各项审批工作的完成了。只有在 FDA 批准新药申请后，该药物才可以正式上市销售，供医生和病人选择。

　　在药物上市之后，医药公司还必须定期向 FDA 呈交有关资料，包括该药物的副作用情况和质量管理记录。对于有些药物，FDA 还会要求做第四期临床试验，以观测其长期副作用情况。

　　整个制药行业每年的研发成本为 1 万亿人民币左右。每款上市的新药的平均研发时间是 12 年，平均的研发成本在 50 亿人民币左右。所以，想吃新药的同志别嫌贵，它贵有贵的道理。

　　在药物的人体临床试验过程中，药学家们设计了比较科学的随机双盲大样本对照实验，来防止试验的偏差。除了双盲外，他们还可能用单盲、三盲或非盲的实验。而且，他们还运用统计学知识建立非线性混合效应模型，来研究药物的药动学和药效学。

　　虽然他们用的这些方法手段非常的科学，但是，还是有许多药物上市后效果却很不理想。

　　因为药物研制者为了让治疗的效果看起来更好，因此，他们对试验人群的挑选甚为严格。有结果显示，90%以上的试验将有并发症的患者进行了排除。

　　比如，在真实世界的环境下，长期血糖控制不佳的 2 型糖尿病患者会有心、脑、肾、周围神经、眼睛、足等有一系列的并发症。然而，在控制血糖药物的临床试验中，肝肾功能受损、视网膜及微血管病变等患者均会被排除在外。

另外，40%以上的临床试验对受试者年龄上限进行了设置。年纪大的人不能参加临床试验，而面市之后的药又肯定会卖给这些年长者吃。这逻辑似乎说不通。

因此，临床试验所获得证据往往与真实临床之间存在着不可逾越的鸿沟，它无法很好地代表真实世界的治疗情况。

除了上面这个试验人群挑选标准带来的问题外，临床试验的另一个问题是它试验的时间也不够长。

有些药物在试验的三四年内并没有太大的毒副作用，但当病人长期服用该药时，却产生了严重的后果。还有的药几年之后就产生了抗药性，从而就失去了治疗作用。

有鉴于此，现在世界各国都纷纷开始采用真实世界研究（Real World Study，RWS）来考察一个药物的有效性和安全性了。

对于真实世界研究 RWS，到现在为止大家还没有一个公认的定义。但却一致认定它有四大特点。

第一，研究的实施地点以及干预条件为真实的临床实践环境。这就是说样本数据来源于平时真实的医案。

第二，受试者的选择一般不加特别的限制条件。不论男女老少，有病没病，产生的医疗数据通通合格。

第三，干预措施和临床实际一样，并可由患者和医师进行交流而改变干预方法。这更是反映了真实治病时的情况。

第四点，也是非常重要的一点就是要设计周全的数据库，并用它记录患者长期、或相对长期的随访结果。

西医药物的真实世界研究 RWS 完美地规避了三期临床试验的设计缺陷，使得试验所获得数据能反映真实的临床成为了可能。但是，要最终获得一种药物的有效性和安全性，还需要进行大量的数据收集。

因为在真实世界研究中，某种药物对一个疾病治疗的医案散漫而不集中。在这一点上，RWS 的确不如三期临床试验。因此，RWS 的第四个特点就非常必要了。

从遥远的古代开始，中医治病从不做动物实验，也不做临床试验。虽然这么做风险有点大，对早期的病人不太公平。但是，大夫们得到的经验是真实有效的，这大大地造福于了我们这些后来之人。

在这几千年的中医治病过程中，大夫们不仅对常用的几百种药物的功效、计量和使用禁忌逐渐了如指掌，而且针对许多典型的基础病症还发展出了屡试不爽的方剂。

比如，东汉时期的医圣张仲景的《伤寒杂病论》中很多的经典方剂至今仍然屡试不爽。

另外，中医治病一贯都有记录医案的传统。一个有良好治病能力的大夫都会有一本自己的医案集。水平顶尖的良医则会从这丰富的医案中得到理论的升华，从而留下更重要的医书。比如《黄帝内经》、《难经》等。

所以，在中医那汗牛充栋的书籍中，绝大多数的医书应该是几千年来收集的医案。

由此看来，中医治病完美地体现了现在医学界提倡的真实世界研究 RWS 的要求。不光收集的医案就是真实的临床治病，而且数据收集的时间之长，长到了几千年。数据库之大，大到了浩如烟海。

甘草的蜕变

人中黄是中医用来治疗大病的一味要药。千百年来大夫用它开方，病人遵医嘱吃药，一向没什么问题。但自一百多年前西医传入中国后，情况就开始变了。

中医黑粉们一看到"人中黄"三个字，就心生鄙夷。从他们脸上复杂的表情，就可以猜出他们脑中的画面。画面中不是几个形似香蕉的固物，就是一坨黄糊糊的、冰激凌状的半固体。

他们脑中的想象只能说明他们还太年轻，太简单了。人中黄远不是他们想象的那样。

先来看看人中黄是怎么做出来的吧。

将一段两端有节的毛竹削去致密的外皮，并在竹筒壁上钻个小孔。将甘草末从小孔倒入竹筒并装满，再用芭蕉扇柄作一个木塞堵住小孔，最后用松香封口以防漏水。

冬至来临后，将竹筒浸入粪坑，第二年立春再取出。取出后用清水漂洗竹筒两至三星期，直至异味全无。最后将竹筒风干后，再取出甘草药用。所以人中黄又名甘中黄。

这么复杂费事，古人是怎么想出来的？会不会是故弄玄虚骗人的吧？

那让我们仔细看看在这过程中发生了啥。

由于竹筒外壁纤维和竹筒内膜（一种天然的半透膜）的存在，粪坑中只有水和溶于水的离子和小分子可以穿越竹筒和内膜，被甘草吸收。与此同时，像病毒和细菌这样的大分子蛋白则不能穿越这个半透膜进入甘草。

那经过几十天在粪坑中的发酵，甘草到底有什么变化呢？

2017 年河南中医药大学的王胜超等人在《中医实验方剂学》杂志上发表了一篇论文。题目是：《人中黄炮制后六种化学成分的含量变化及其质量评价》。

他们的实验数据表明，相比于普通甘草，人中黄的甘草苷下降了 98.17%，甘草酸下降了 76.8%，甘草查尔酮 A 上升了 68%，甘草素升高了 40.63%。异干草素升高了 17.65%。此外人中黄中还出现了甘草中不存在的甘草次酸。

用通俗的话来说就是，这串实验数据表明，经过在粪坑中几个月的发酵，原来是补益脾胃、调和诸药的甘草已变成清热凉血、泻火解毒的人中黄了。

这就是一次神奇的蜕变。

但说到清热解毒，有那么多中药都有此功效，甚至是抓把蒲公英草来当菜吃也能清热解毒，为什么还要费这么大的周章制作人中黄来清热解毒呢？病人对人中黄会有心理负担，这药材还一定不便宜，那到底为什么呢？

就清热解毒而言，蒲公英力量较小，人们常用它来下下火。而中医大夫用人中黄来治疗天行热病，瘟病发狂。通俗地讲就是治流行病，治瘟疫的。若不是得了这种要命的恶病重症，想吃人中黄还没门呢。

青霉素，又名盘尼西林。在多个影视剧中出场。常常担任救命的角色。它是西药学家在现代科学技术的加持下，从污臭的发酵池中分离提取出来的。

看着这清澈干净的药水，读着这洋气的名字，我们一点也不觉得青霉素有问题，也根本想不到它也有一个污臭的身世。

假如当初发明人中黄的中医先贤给它取了个更高大上的名字，并对其自作过程闭口不谈。现在的病人再服用人中黄时就肯定没有什么心理障碍了。

上头的黄龙汤

黄芪、麻黄、桂枝、附子、甘草等都是大家可能很熟悉的中药。但还有些中药，比如，望月沙、黑冰片、油虫丹、夜明砂、白丁香、百草丹、左盘龙等，绝大多数人就可能不知道是什么了。

其实，它们分别是用野兔、野猪、蟑螂、蝙蝠、麻雀、黄牛和鸽子的粪便做成的中药。

它们跟童子尿、人中黄一样都是猛药。但是最猛的中药还是要数黄龙汤，也叫金汁，实际上就是粪汁。

想象一下，当一位娘子手端一个药碗，款款走来，俯身低语："大郎，该喝黄龙汤了"。这画面是不是有点上头。

黄龙汤最早见载于晋朝医学家葛洪的医书《肘后备急方》，"绞粪汁，数合至一两升。谓之黄龙汤，陈久者佳"。清朝李时珍在《本草纲目》中也有类似的记载。

中医主要用黄龙汤治疗完谷不化者。通俗地讲，完谷不化就是指严重腹泻，吃什么拉什么，什么营养也吸收不了。患此病的人日见消瘦，直至死亡。所以，并不是什么病都会被拉来喝一碗黄龙汤的，除非这大夫与你有仇。

这黄龙汤听起来就恶心，真的能治病吗？谁能证明啊？

再次来证明黄龙汤功效的是一对英国夫妇。

在上世纪90年代，这位女士由于治病，服用了大量的抗生素。这导致了她肠中的菌群失衡。具体地说，抗生素把有益菌群都杀死了，却没有能杀光所有的有害细菌，比如艰难梭菌。

由于没有有益菌群的制衡，艰难梭菌大量繁殖。其结果就是出现了严重的腹泻。当地医生对此病束手无策，唯一的建议就是切掉艰难梭菌盘踞的结肠。难道结肠没有用吗？说切就切了？

面对如此建议，这位女士沉默了。她的丈夫——有名的护妻狂魔，却不轻易认命。他开始了各种各样的学习。

他发现，其实科学家们早在1958年就开始了对肠道菌群的探索。经过多年的研究，已经提出了正确的建议，那就是菌群移植。但当时西方医院没有一个医生提供这种服务。可能是他们的医保中没有这一项吧。

没有人提供这种服务？那就自己来，DIY！

对于动手能力超强的这位丈夫来说，这都不是事。不就是用自己健康的粑粑加水搅拌均匀，再用塑料管子把粪水从妻子的肛门灌进去，让粪汁到达结肠，恢复菌群平衡吗？

军人出身的他在污水中摸爬滚打，早就习惯了。什么脏不脏的，说干就干。

没想到治疗的效果出奇的好，两天后他妻子就不再腹泻了。结肠终于保住了，不用切了。另外还没怎么花钱。

虽然葛洪不知道肠道菌群平衡理论，但却在一千八百多年前找到了治疗这种严重腹泻的方法，真不愧被时人称为葛仙翁。

现在的科学家又经过二十多年的研究，建立了较完备的菌群移植法来治疗因菌群失衡而引起的严重腹泻。在美国，在中国都有医院开始提供此类医疗服务了。中医的黄龙汤也已经完成了它的历史使命。

现在，大家终于理解了中医用屎尿治病的科学道理。那么，还有谁会觉得中医曾经这么治病是愚昧和落后的象征呢？

无为的老子

胡适号称是民国时期的大才子，他的著作《中国古代哲学史》也是大名鼎鼎。但在他的这部大作中，受万人敬仰的古代圣人老子却是个不堪的存在。唯一得到胡适认可的是，老子发现了"道"。这多少有些出人意料。

在老子所处的年代，中文还没发展到完全成熟的阶段。有些语法还不完备，有些语义也晦涩难懂。因此，后人读老子的《道德经》时，各人的理解也不尽相同。

在我看来，《道德经》主要讲两部分内容。第一部分主要是论道，也就是讲"道"这个东西的方方面面。

在这部分内容中，老子说"道"很玄妙，很难寻找。又说除他之外，寻道之人很少很少。为了让读者相信道的存在，他不仅描述了道的强大功能，还举例做了说明。在布道的时候他发现，世人对道的态度也各不相同。同时他还告诫，行道之人不要沽名钓誉等等。

老子论道的这些内容有二十多章，就像是他讲道之前长长的开场白。剩下的五六十章的文字讲述了老子发现的各种各样的道。这应该才是《道德经》的正文。

在正文里，老子首先阐述了以"无为"治国的思想。这"无为"不是胡适所理解的放任无为的无政府主义，而是依道治国，顺其自然而貌似无为。

其次，老子教导读者要有知足不争的人生观。这个人生观在胡适眼里是消极的。但胡先生可能没有意识到，《道德经》只是写给王公、贵族和士大夫这些统治阶级看的。因为绝大多数的老百姓并不识字，读不了。

　　所以，在官场上的人如果不知足，反而贪得无厌，迟早会进监狱吃牢饭的。而"知足不争"恰恰是有志仕途之人最好的座右铭。

　　治国的一部分是治军。因此，在《道德经》中，老子也提出了他的军事思想。比如，不要强兵黩武，好战必遭报应，哀兵必胜，国之利器不可示人等等。

　　现在人们一提起道家，便想到了养生。道家已不再是春秋战国时期以治国为己任的道家了。这其实也完全归功于道家的老祖宗——老子。

　　因为在《道德经》中，老子便已提出养生要趁早，不要多食多欲，不要逞强等养生道理。还说打坐练气功也是养生的好方法之一。

　　此外，老子还教大家怎么识人，做事要虚心，做大事要从小事做起等许多成功学的内容。比如，大家都熟知的"千里之行，始于足下"。

　　老子不光无私地向世人介绍了他所发现的所有的道，还公开了他寻找道的方法。

　　在《道德经》第四十章老子说："反者道之动"。意思是当反过来看一件事情时，常常能发现它的背后的道道。其实，这就是我们熟知的逆向思维，只不过有人常常忘了用它。

　　在《道德经》第二十五章中，老子用"人法地，地法天，天法道，道法自然"来告诉我们要取法于天地自然。后人的"格物致知"可能就是这个方法的体现。

　　比如，人们常看到树木易被风吹倒或吹断，而竹子却从不。因为竹子的中间是空的。因此，有人从中悟出处世要虚心的道理。这就是一次格物致知。

　　在《道德经》第四十二章，老子说："万物负阴而抱阳"，认为万事万物皆有阴阳两面。

　　这阴阳的概念经后世阴阳家们的不断发展，形成了阴阳一体、阴阳对立、阴阳互根、阴阳互化的阴阳学说。

　　其实，阴阳学说就是一种一分为二的辩证思维方法。它是发现事物发生发展之道的一个利器。

　　由此可见，老子并不是胡适所理解的那样，知足不争而无所作为。两千多年来他的智慧已经深深地融入了我们的血液，时时刻刻都在影响着我们中华民族。

　　可见，老子是一位不折不扣的圣人，应受万民万世之敬仰！

阴阳之道

恐怖片是电影中的一种，有很多人都爱看。尤其是刚开始谈对象的一些男同学，常带女朋友去看这类片子寻找刺激。

西方人认为鬼不吓人，而吓人的是坏人，特别是变态的坏人。所以他们的恐怖片常以变态的人为主角。而中国的恐怖片则不然，这是因为中国人认为鬼最吓人。因此，我们的恐怖片也常以鬼为线索展开。

由张赫、巩汉林等主演的电影《阴阳先生》就是一部这样的电影。平日里一贯在舞台上搞笑的巩汉林演了一个爱财的阴阳先生，为电影的恐怖气氛注入了一些喜剧元素。

《阴阳先生》中的阴指的是鬼居住的阴间，而阳则为人居住的阳间。所以阴阳先生是住在阳间而通阴间之事的人。号称有此能力的人还常被大家称为跳大神的。

其实，在中国的文化中，阴阳二字的应用非常广泛。有时，阴阳指天地、日月、昼夜、寒暑。有时指君臣、人鬼、生死、动静、开合。还有时指的是男女、夫妻、交合，甚至是生殖器。

以上所有的阴阳二字都来源于中国的古代哲学---阴阳学说。

阴阳学家们认为阴阳是个哲学概念。它们是对事物中相反相成的两种性质的抽象。这阴阳两种力量的相互作用推动了事物的前进。因此，《易经》曰："一阴一阳，谓之道"。

当然，两种东西要想成为阴阳，必须要满足以下几个条件。

首先是阴阳一体。阴阳两者必须同属一个事物。而一个事物的阴和另一个事物的阳放在一起讨论是没有意义的。

其次是阴阳对立。也就是说非阴即阳，非阳即阴。这两种东西同存于一体，又互不相同，不可混淆。

再次是阴阳互根。也就是说这两者必须相互依赖，谁也离不开谁。少一个就不成为阴阳了。

最后的条件是阴阳互化。互化指的是在一定条件下，阴和阳会相互影响，或者是向各自相反的方向转化，又或是相互生化。

比如说，处在阳光中的一根石柱的阳面和阴面就可以被称为一对阴阳。因为他们是对立的又是一体的。互根又不可分离。随着太阳的相对运动，阴面和阳面还相互转化。

从严格的意识讲，我们文化中的大部分阴阳词汇都只是哲学概念的外延和泛化，或者是标签化的产物。它们并不一定有阴阳学说所描述的变化规律。

自从阴阳学说一面世，大家就觉得它非常的高级。因此，阴阳学说就迅速地被各路人马运用到各行各业中，其中的一路人马便是纵横家。

佩六国相印的苏秦主张合纵之术。就是由于他的存在，使得兵强马壮的秦兵 15 年不敢出函谷关一步。而两任秦相的张仪主张远交近攻的连横之策。在他的帮助之下，秦国打下了大片的疆土。

这两个厉害的纵横家竟然是同一个老师教出来的。这个更厉害的老师叫王诩，道号鬼谷子。

张仪和苏秦上课时用的课本《鬼谷子》的第一章——捭阖术，就是阴阳之道的具体运用。

"捭之者，开也，言也，阳也。阖之者，闭也，默也，阴也"是捭阖术的基本原则。

就是说纵横家想促进某事成功，就要用正面的词汇来多讲讲这件事好的一面。反之，如不想某事成功，则用负面的的话多阐述这件事不好的一面。

虽然捭阖术看起来简单，但实施的时候还有许多技术难度的。比如，纵横家有无经济实力，有无语言的技巧，对时机的把握是否精准等等。这些因素都是推动阴阳变化的动力。

现在，以秦王的小儿子想当太子这事来举个例子。

纵横家行事之前先会分清阴阳。在这件事中，阳是支持秦王小儿子当太子的力量，而阴则指反对此事的力量。

如果纵横家想促成此事，他就应该花重金找人跟秦王游说，说如果小儿子当太子将会有诸多利国利民的好处。最好找的人还是原来反对此事的人，说服力更强。这样就能推动阳的生长。

反之，如果他反对这件事的话，就应该找人跟秦王说小儿子当太子有诸多不利之处。当然，最好找的人是原来支持此事的人。这样就能达到阴生阳消的效果。

再比如，在2022年发生的俄乌冲突中，决定冲突走向有战和和两种力量。

如果用纵横家的眼光来看待此事的话，战的一面的力量来自于乌克兰人对俄罗斯的仇恨和欧美国家怂恿支持。这就是阴的一面。和的一面的力量来自于乌克兰人民对战争的厌恶和对美好生活的渴望。这是阳的一面。

如果某大国想调停俄乌冲突，过早了不行。因为阴的力量太强大，而阳的力量太小。但随着冲突进程的发展，乌克兰一片狼藉，人民厌战情绪日增。阳的力量不断变大了。同时，欧美国家的军援也越来越少了，阴也变小了不少。

等到了一定时机，某大国再用捭阖之术和自身的实力进一步推动阴阳的变化，则冲突结束的可能性就会大增。

这其中，作为调停者的大国实力非常重要。该国既有能力帮助乌克兰恢复生产，满足乌克兰人对美好生活的渴望。又有能力劝说俄罗斯停火。只有这样才能改变阴阳之间的力量对比。

在现实生活中，我们面对的事情千变万化。它们的决定因素可能是战与和、进与退、升与降等正反两个因素。

在具有阴阳思辨能力的人的眼中，这两个因素都可以抽象为阴阳。然后再利用自己的各种实力和努力，按照捭阖术的技巧来改变阴阳，推动事情向自己想要的方向发展。当然了，有时要等待时机，有时还要主动创造时机。

由此可见，阴阳学说并不是封建糟粕，而是一种非常有实用价值的思维方法。

法于阴阳

有些人可能听说过"秀才学医，笼中捉鸡"这句话。还有人听过另外一句话"不为良相，便为良医"。

其实这两句话说的是一件事。意思是，在古代要想成为一名良医，你最好是一个聪明的读书人。因为中医很难学。

在春秋战国时期，百家争鸣。读书之人要读的书很多。他们不光要学孔孟的儒家思想，还要学老子的道家学说。不光要读法家经典，可能还要学习阴阳家的阴阳学说。因此，那些弃仕途而转学中医的读书人很可能也是精通阴阳之道的人。

《黄帝内经·上古天真论》有言："上古之人，其知道者，法于阴阳，和于术数"。这句话的意思是指，远古时期，得道的高人凡事都会取法于阴阳，所以他们做事有章法且总能成功。

因此，中医之人在治病救人时法于阴阳也就是顺理成章的了。这个法于阴阳体现在中医的方方面面。

首先是在望闻问切中，望诊时病人脸色以黄、赤为阳。以青、白、黑为阴。闻诊中以病人声音高为阳，声音低而无力为阴。问诊时以病人喜热饮为阴，喜冷饮为阳。脉诊中以浮、数、洪、滑等脉象为阳。以沉、迟、细、涩脉象为阴。

其次，在八钢辩证中，以表证、热证、实证为阳。以里证、寒证、虚证为阴。

在治法中，有寒者热之，热者寒之，实者虚之，虚者补之等法来调节阴阳。

在中药的选择上，中医认为药的热温之性为阳，寒冷之性为阴。同时还认为药味的辛味、甘味为阳，而酸味和苦味则属于阴。

因此，明代著名的医学家张景岳在《景岳全书》中说"凡诊病施治，必须先审明阴阳，乃医道之纲领。阴阳无谬，治焉有差。医道虽繁，可以一言以蔽之者，曰阴阳而已"。

但是，以上提到的许多阴阳概念并不一定具备阴阳学说所规定的阴阳关系，它们很可能只是一种阴阳划分而已。

人体是一个复杂而庞大的生命体系。它很多系统功能的正常实现都需要一个平衡而稳定的生理环境。比如人体的体温需要维持平衡；体液中电解质浓度需要维持平衡；甚至是血液中二氧化碳浓度也要维持平衡等等。

因此，在阴阳学说被引入中医之后，阴和阳之间的关系除了已有的阴阳一体、阴阳对立、阴阳互根、阴阳互化以外，又加上了阴阳平衡。而且阴阳平衡还是中医大夫努力的目标，因为这是身体健康的前提。

中医中要满足以上五个条件的阴阳有许多。比如，肾脏的形体和其体现出来的功能就是这么一对阴阳。其中肾脏的形体为阴，肾脏的功能为阳。

肾脏的形体和其功能同属于肾脏，故它们是阴阳一体的。但它们又是截然不同，是相互对立的。

另外，肾阴没有肾阳后，肾就不是肾了，而只是个肾形的肉质物体。而如果没有肾阴的话，肾阳就根本不能存在。所以它们是互根互依的。

肾阴是肾阳的物质基础，肾阳从肾阴中来。但肾阳的正常发挥最终又会促进肾阴的生长。因此肾阴和肾阳又是相互生化的。

最后，肾阴和肾阳之间必须保持平衡。不然的话，肾阴和肾阳必将受损，身体也会出各种各样的疾病。

　　假设一个男同学的去找中医大夫补肾，增强生殖功能力。如果大夫只补肾阳，则会短期有效。但服药日久之后，则精失越多，肾阴日损，慢慢地肾阴肾阳就不平衡了。身体也就扛不住了。这就是吃壮阳药的情形，不管你是吃中医的还是西医的。

　　最好的办法是阴中求阳，补肾阴以求肾阳。也可以在补肾阴的同时，也补肾阳。要时时刻刻维持肾阴和肾阳的平衡。只有这样才既增加了想要的功能，又能保持身体的长久健康。

　　另外大家都知道，人是恒温动物。人体内产生热一方可以叫做阳，散热的一方则是阴。阴阳之间相互制约，相互平衡则体温恒定，身体安康。

　　但假如某人身受热邪而阳盛而热，就用热者寒之的方法。服寒药，比如石膏、知母之类，去除多余的实热。这样，中医就通过药之寒热调节了阴阳，而达到体温恒定的效果。

　　反之，如果深受寒邪而怕冷，则用寒者热之的方法。服用一些热性之药，去除寒邪恢复阴阳平衡。比如桂枝、干姜等。

　　如果病人阳虚而寒，则补阳。阴虚而热则补阴。

　　总之，中医大夫要先分清疾病的阴阳属性，再用中药的寒热之性或别的办法来调整阴阳，最终达到平衡的状态。这是中医治病时惯常的思维。

　　此外，从这儿还可以看出，中医为什么非要把许多不具备阴阳属性的东西非要分个阴阳了。因为这些东西要么是中医大夫调节阴阳的手段；要么它们揭示了疾病的阴阳属性，有利于大夫进一步阴阳调节的展开。

　　所以，中医的阴阳学说不是故弄玄虚的玄学。它是一分为二的阴阳思维方式在治病救人过程中的具体运用。

金木水火土

1923 年，梁启超先生发表了《阴阳五行说之来历》。在这篇文章中，通过对大量古籍的梳理后，梁先生得出的结论是："阴阳五行说，为两千年来迷信之大本营"。

虽然对这个结论不敢苟同，但我从梁先生的文中看到了他想拯救中国的急切之心。

当年的中国，民不聊生，租界林立。这一切都是拜贪婪腐败的满人统治所赐。与此同时，打败中国的八国联军则无不武装着用现代技术制造的坚船利炮。

因此，痛心疾首的梁先生在号召国人学习现代科学知识的同时，也顺带使劲踩了踩中国的传统文化。这属于一种矫枉过正的行为，情有可原。

通过前文《阴阳之道》的分析，我们知道阴阳学说是一种一分为二的辩证思维方法，是我们发现事物真相的行之有效的武器。

那五行又是怎么回事呢？

在遥远的古代，一些智商过人、时间有余的人无事可干，便开始了对我们生存的物质世界的观察和思考。

他们把这世界上的万物分门别类，划分成了五个行。

第一行是土行。土是大地母亲的主要构成成分。她既包括细软的土壤，也包括坚硬的岩石。有了土就有了人类生存的家园。

第二行是水行。水是我们生命的保证。不管是雨水、井水、河水、江水、湖水，还是那咸咸的海水，它们都属于水行。

第三行是木行。从参天大树，到五谷高粱，再到杂草苔藓这些都属于木行。木行对人很重要，因为它是我们食物的主要来源。

第四行是火行。在远古时代，人类衣不遮体。火能帮助我们取暖过冬。另外火还能蒸煮食物，帮助我们消化吸收。使人类有了多余的能量向前进化。因此火对人类也极其重要。

最后一行是金行。这"金"包括从自然界捡到的和从矿物中冶炼出的各种金属。用这些金属制造的工具，极大的促进了生产力的发展，并改善了人们的生活。

由此可见，金木水火土这五行，是古代先知从人类生存的功能性的角度，对物质世界的一种划分。

划分完世界的古人并没有停止思考，他们发现木能生火，火烧完后就变成了土，土中的矿石还能炼出金属。因此，古人很轻易地就得出了木生火、火生土、土生金的结论。

现在我们都知道，植物生长靠得是土中的各种营养元素和水分，但古人不知道这点。他们只知道，天若久不下雨，庄稼就会枯死。而浇水之后，庄稼就又能茁壮成长。因此他们认为水生木，而不是土生木。

另外，古人眼里的世界万物是生生不息，永不停止的。这是一种朴素的物质不灭论。因此这五行之间也应该是相生循环的关系。

既然古人已经知道了水生木、木生火、火生土、土生金了，那剩下的金就必须生水。不然就不能头尾相接，循环往复了。

至于金生水的证据有些难找，据说是古人看到夏天院中过夜的金属器皿中有露水的产生，从而得出了金生水的结论。

发现了五行之间相生关系之后的古人，在生活中还发现：水能灭火，火能熔金，金能断木，木能碎土，土能治水。

因此古人又得出了：水克火、火克金、金克木、木克土、土克水的五行相克关系。

这里的"克"是克制，制约的意思。不让被克的一方太过，并不是要克死谁。

如果克的一方太强大，这种克制过度这种行为叫"侮"。如果被克一方很厉害，则它反克回去的这种行为叫"乘"。如果一行过盛，则五行体系就会产生一种"复"的力量，克制这过盛的一行。

总之，五行之间这种复杂的关系保证了它们之间的相互平衡，使它们能和谐共处。如果谁冒尖了，大家一起揍它。但谁落后了，大家又会一起帮它。

至此，相生相克，乘侮平衡的五行世界观就构建完成了。

但停不下脚步的古代哲学家们又对五行物质进行了性质抽象。得出："木曰曲直（生长，条达），火曰炎上（温暖，升腾），土爱稼穑（生化，承制），金曰从革（肃杀，收敛），水曰润下（就下，闭藏）"的结论，并从这些抽象的性质出发，又对更多的东西进行了五行分类。详见下表。

五行	五味	五季	五声	五色	五志	五方
木	酸	春	呼	青	怒	东
火	苦	夏	笑	赤	喜	南
土	甘	长夏	歌	黄	思	中
金	辛	秋	哭	白	悲	西
水	咸	冬	呻	黑	恐	北

在这些五行分类中，只有领头的木、火、土、金、水具有生、克、乘、侮的五行关系，其余的很多分类，比如五味、五

季、五声、五色、五方等并不一定具有五行关系。它们可能只是一种五行的机械划分。

很显然，五行学说只是几千年前中国古人对物质世界的一种观察和思考，是一种朴素的哲学思想。它并不是严密而无懈可击的理论，也更不是地球上物质之间真正的运行规律。

但是，跟同时代其他文明的世界观相比，五行学说还是很先进的。因此学说形成之后就被大家广泛地运用到各个学术领域了，比如天文、地理、时令、兵法、医道、音乐等等，不一而足。

战国末期，阴阳家邹衍利用五行学说创造出了五德终始说。认为黄帝为土德，夏朝为木德，商朝为金德，周朝为火德。因为木克土，金克木，火克金，下一个是水克火。因此，周朝后一统中国的朝代就应该是水德了。

这学说一出现就被许多帝王用来证明自己上位的正统性。比如。秦朝一统六国后称自己为水德，之所以如此说，是因为据说秦文公出猎时，曾擒获一黑龙。所以秦朝还要穿水德之黑色衣服上朝。

后来，纯草根刘邦推翻秦朝一统中国时，便称秦朝为假水德而自己才是真水德。还装模做样地建了黑帝庙，以显示刘邦称帝的合法性。

显然，当时的帝王之所以采信五德学说，并不是因为这学说是真理，而是由于它是统一民心的工具。五德终始说也确实是一种不知不扣的迷信，只有迷信的人才信它。在这一点上，五行学说被梁先生骂一点也不冤。

那中医先贤把五行学说应用到中医之中是个什么样呢？会不会也是在搞迷信呢？

中医的五行，到底行不行？

奉行"天人一体"思想的中医先贤认为，天地是大宇宙，人体是小宇宙。天地间的世间万物数不胜数，同样人体中的东西也不少，有心、肝、脾、肺、肾、胃、小肠、大肠、膀胆、筋、血脉、肉、皮、骨、口、舌、耳、鼻、耳、爪、面、唇、毛、发，还有骨髓、大脑、子宫、睾丸等等。

想治病救人而学中医的人，不光要记住这些东西的名称，还要搞清楚它们之间的关系。此外还有上千种中草药与人体各器官的疾病之间的治疗关系需要梳理记忆。这是个庞大而繁杂的知识体系。

对于世间万物，阴阳学家们用五行思想把他们分成了金木水火土五行，来探索他们之间的复杂关系和运行规律。同样，对于杂乱人体系统，精通五行理论的中医们也进行了五行分类。

心肝脾肺肾，这五脏是人体生理功能的主要实现者。对人体而言，缺一不可。因此划分五行就从它们开始，非常合理。

中医发现，心脏有温煦功能，属火之行。肝喜条达恶抑郁，此为木形之性。脾运化水谷，供养全身，有土生万物之性。肺气肃降和肺朝百脉的收敛之能是金形之性。肾主闭藏，有藏精主水之功，对应了水行之性。

因此划分的结果为：心为火行，肝为木行，脾为土行，肺为金行，肾为水行。

分清心肝脾肺肾的五行属性后，剩下的所有东西都是从疾病相关的角度来划分的。

比如，心脏生病，则在小肠也经常生病，血管也容易出现问题，舌头会有相应的变化。因此，小肠、血管、舌头也就都属于火行。

另外，肝若病时，胆也受牵连，而且筋不柔，目有瑕，指甲老化。故胆、筋、目和指甲都属于木行。

脾生病时，胃受累，肌肉不长，口唇无色。故胃、肌肉、口唇都属于土行。

肺病时，常常病邪下移大肠，皮毛枯槁，鼻涕连连。故大肠、皮毛、鼻子都属于金行。

肾病之后，膀胱失司，骨骼不坚，耳不聪发不黑。故膀胱、骨骼、耳朵都属于水行。

此外，中医还发现人体分泌的液体中泪属肝、汗属心、涕属肺、涎属脾、唾属肾。

由于人不是孤立封闭地活在这个世界上的，我们与大自然有着许多的交集。因此，中医的五行理论又外延出了五味、五色、五季、五志、五声等概念。详见下表。

至此，中医的五行划分工作就基本完成了。这样划分之后，人体原本杂乱无章的一堆东西变成了五行。这些知识排列整齐，非常容易记忆。

五行	五脏	五腑	五体	五官	五液	五味	五季	五声	五色	五志
木	肝	胆	筋	目	泪	酸	春	呼	青	怒
火	心	小肠	脉	舌	汗	苦	夏	笑	赤	喜
土	脾	胃	肌	口	涎	甘	长夏	歌	黄	思

| 金 | 肺 | 大肠 | 皮 | 鼻 | 涕 | 辛 | 秋 | 哭 | 白 | 悲 |
| 水 | 肾 | 膀胱 | 骨 | 耳 | 唾 | 咸 | 冬 | 呻 | 黑 | 恐 |

在某种程度上，这种五行划分就像是现在学生们学习时常用的表格或思维导图一样。

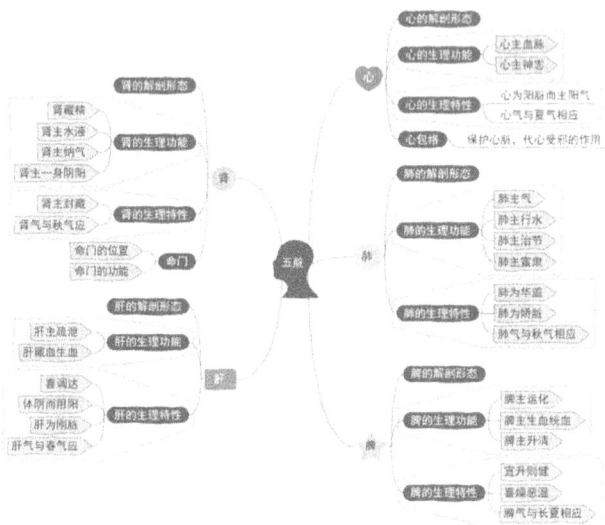

但是，五行划分并不是五行理论的重点。五行学说的目的是用五行间生克制化的关系来找出事物之间内在的联系，来解决问题。

中医发现人的五脏之间也有相生的关系。但这"生"不像是自然界木火土金水之间的物质循环，而是一种功能之间的促进关系。

比如，肝藏血功能的正常发挥有助于心主血脉功能的顺利完成，故曰：肝木生心火。

另外，五脏的功能之间也有功能之间的相克关系。这里的"克"也是意指制约。

　　比如，人生气时肝郁而导致脾胃功能不佳，常常吃不下饭。故中医曰：肝木克脾土。

　　现代医学发现，肝分泌的胆汁能将脂肪乳化，帮助脾胃对脂肪的吸收。如果胆汁分泌得少时，人就会相应地减少进食。因此，肝功能的发挥常常制约着脾胃功能的发挥。

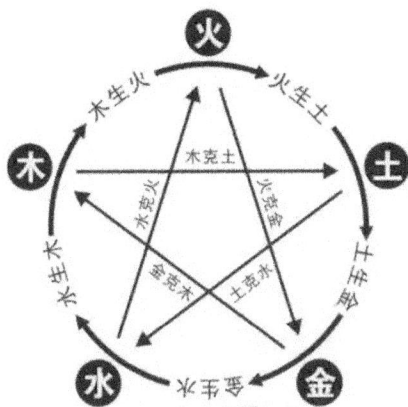

　　由此可见，这五脏功能之间的相互生化、相互制约的关系使五脏能维持一个和谐稳定的平衡体系。这种稳固的关系可以对抗内外界因素的变化对五脏的影响，确保身体的安康。

　　但是，中医对人体组织的五行分类也只有领头的肝心脾肺肾具有明确的生克乘侮的五行关系，其余的分类，比如五体，五官，五液，五味，五季，五声，五色等并不具有五行关系。它们只是隶属于五脏分类的一种机械的五行划分。

　　很显然，中医的五行理论也只是中医对五脏之间复杂关系的一种观察和思考，并不是无懈可击的医学真理。但它对中医的发展还是做出了许多重要的贡献。

首先，中医根据五行理论对中药进行了归经分类。比如色白味辛之药入肺，色赤味苦之药入心，色青味酸之药入肝，色黑味咸之药入肾，色黄味甘之药入脾。

这应该是远古时期古人常使用的取象比类的归经方法。后来随着医疗经验的积累。中医采用药物的功能进行归经分类。比如能治咳嗽的药归入肺经，能补肾的药就归入肾经。

这样以五行理论将药物归经分类后，就极大地便利了大夫对药物的选择和使用。比如，如果肝病了，就选用入肝经的药物治疗。

其次，中医的五行理论能帮助大夫在治病时快速地找到病根，而不是头痛医头脚痛一脚。

比如病人眼睛干燥，光滴眼药水可能不能根治。有经验的大夫根据五行分类的理论便知道眼干可能是由于肝阴不足所致。

又比如，对皮肤干燥的患者，光在皮肤上打转转可能也是没用的。这病常常需要治肺才能痊愈，因为肺主皮毛。

另外，中医的五行理论还能帮助大夫探索和总结疾病的治法。

由于五行之间相生的母子关系，中医制定了虚则补其母，实则泄其子的治法。

比如，对肝阴不足的病人，在治肝的同时还要补肾阴，因为水生木。此为滋水涵母法。

再比如，肺气虚的患者要补脾气。此为陪土生金法。

由于五行之间还存在相克的关系，因此当某行过强或过弱时，则出现乘或侮的病态反应。据此中医制定了分清主次，抑强扶弱的制法。

比如，肝木过旺而克脾土时，则采用疏肝健脾的治法，此为抑木扶土法。

又比如，肝火过旺还可以反克肺金。则采用佐金平木之法。

再比如，肾水不足以制心火时，要泄心火的同时补肾阴。此谓泄南补北法。

再者，中医的五行理论中的五志相克还可以帮助大夫治疗情志疾病。

比如，大家都知道，中举后狂喜而失神的范进，是被他平日里惧怕的屠夫岳父一个大嘴巴给吓好的。这就是恐胜喜的实际案例。

虽然五行学说在社会学上面的运用——五德终始说，是彻头彻尾的迷信，但它在中医中的运用却不是。

五行学说大大地促进了中医的发展，是哲学指导具体学科的一次完美运用。

七情六欲

　　俗话说人有七情六欲。但佛家、俗家和医家对此的解释却各不相同。

　　佛家认为，喜、怒、哀、惧、爱、恶、欲，这七情是人生来就有的七种情志，不学就会。六欲指的是人对异性的六种本能欲望，它们分别是人相欲、形貌欲、威仪姿态欲、言语声音欲、细滑欲和色欲。

　　在佛家的规矩里，如果和尚觉得一个女人脸蛋漂亮，他就犯了色戒。如果觉得一女子身材好、气质好、音好听、皮肤细滑那也是犯了色戒。如果是动了那方面的歪念头，那更是为佛家所不容。

　　所以，当和尚面对一个美貌女子时，只有他觉得见的是一个众生平等的人，而不是个女人时，他才是个好和尚。

　　在西游记里，女妖精们常问唐僧："我美吗？"。这就是在给唐僧挖坑，引诱他破色戒,。好在唐僧每次都闭目不语，没有上当。

　　俗家的七情与佛家的相同，但六欲变成了见欲（视觉）、听欲（听觉）、香欲（嗅觉）、味欲（味觉）、触欲（触觉）和意欲。

　　这俗家的六欲说明，人生来就想看好看的，听好听的，闻好闻的，吃好吃的，摸舒服的。此外还喜欢意淫做白日梦。这都是人的本能，并没有什么对错之分。但最好别太过了。

　　在医家的眼里，七情变成了喜、怒、哀、思、悲、恐、惊，这七种情志。而对于六欲，医家则根本不关心。因为它们跟治病毫无关系。

这七情之中，悲和哀是差不多的，故用悲代之。而恐和惊也是类似的情志，故用恐代之。因此，中医中的七情又变成了五情：喜、怒、思、悲、恐。中医又常用五志称之。

中医认为喜为心之志，怒为肝之志，思为脾之志，悲为肺之志，恐为肾之志。因此，五志就具备了一些五行的属性。但他们之间只具备相克的关系，而没有相生的关系。

因为，一般没有正常的人哭着哭着就害怕了（金生水），怕着怕着就怒了（水生木），怒着怒着就高兴了（木生火），笑着笑着就陷入了沉思（火生土），想着想着的就哭了（土生金）。

喜是五志之中大家都喜欢的一种情志，但过喜就不好了。

《黄帝内经》有言："喜则气和志达，荣卫通利，故气缓矣"。过喜时，大量的气跑到了体表和体内。位于体表的气叫卫气，而位于体内的气叫营气。这时心脏则气不足，而跳动缓慢。因此过喜就会伤到心。这可能就是喜为心之志的真正含义。

另外心动过缓后，对大脑的供血这不足。其后果是脑中枢司职不力，而出现如痴如狂，嬉笑不休等失神的举动。

大家都知道，老秀才范进生活困顿，平日里常靠岳父接济度日。放榜之日，范进突闻中举，感觉如一举升天，狂喜之下而失神癫狂。这就是过喜伤到心，神无所藏所致。

好在有明白人请来了范进平日里惧怕的屠夫老丈人，一个狠狠的耳光再加上告诉他，"中举是骗他的"，一下子就把范进吓好了。这就是因为五行之中，恐克喜（水克火）的缘故。

正常人出门旅行都要收拾一下行李，人体内气的运动也应该是如此。《黄帝内经》说"恐则气下"。过恐之后，气在下行之前，必须先将过喜而散在营卫之中的气先聚集起来，才好下行。

但如果只是适度的恐，则散于四处的气聚集起来，而不至于过恐到下行的程度。然而，气聚之后，心气将会得到补充，心脏输送血液的能力则会增加。当大脑得到更多的供血后，则恢复正常工作，人就回神了。

所以，"喜伤心，恐克喜"中的"喜"为过喜，"恐"应该是适度的恐。

如果过恐之后，气下行过度，则二便失司。这便是我们所熟知的吓尿了裤子。由于二便由肾统摄，因此过恐导致的二便失司就成了恐伤肾的明证。

长期生活在恐惧之中而不得解的人，最好用"思"来治疗。因为五行中土克水，也就是思克恐。

思考是要靠脑子来执行的，所以思考时气必须上行至脑。若气不上行则血不上行。那么脑无血则思不得。这样，"思"带来的气上行正好治疗了"恐"带来的气下。可惜在实际生活中，思克恐的医案很少看到。

适度的思可以克制恐惧的情绪，但过思则会伤脾而吃不下饭。这里的"思"就不是一般的学习思考，或者是科学研究。

上学时，学生们整日上课学习，用脑思考。但从未见过因学习太努力而吃不下饭的同学。上午最后一节课的下课铃一响，大家就集体冲向食堂。

因此，"过思"之"思"应该是指思念或思虑，是一种长期稳定的悠悠之思，且不能自拔的那种。

中医案例有载，一女子新婚一月后，丈夫出门远行做生意，音信皆无。新媳妇在家思念丈夫，日久而生病。每日水米不进，终于奄奄一息。

所请的大夫见状，就当面对新媳妇及其公婆说，她的思念不是在想丈夫，而是想野汉子。说完转身就走了，因为他知道不走的后果。

新媳妇听完就怒起而痛骂这个大夫。但骂累了之后，她突然发现想吃饭了。这是因为"思则心有所依，神有所归，正气留而不行，故气结矣已"。气不行，则脾胃气虚而不想吃饭。故曰：过思伤脾。

而怒则气上，又如强行开机一般，将停结之气又重新运行了起来。脾得气供，则胃口又开，故怒克思。

适当的发怒可以解开思节，但过怒则伤肝。因为《黄帝内经》说"怒则气逆，甚则呕血及泄泻，故气上矣"。

气往上冲时，身体好的人会怒发冲冠，但并无大碍。而身体不行的人，轻则晕眩，重者呕血中风。而且气冲于上则虚于下，下腹气虚而寒就常会拉肚子。气若长期上充于上，则血不归肝，使肝阴阳分离。长期以往，肝阴肝阳两败俱伤。故曰怒伤肝。

由此可见，怒是对人伤害最大的一种情志，大家应该尽量避免生气。但人生在世谁又能免。不顺心，不如意，看着就生气的事时常发生。我们该怎么办呢？

俗话说猫有猫道，狗有狗道。避免过怒还需同学们自己去寻找化解之道。有的人请书法家写两个斗大的"制怒"挂于房中，日日时时提醒自己。可能效果不错。

当然，该怒之时怒一下也是可以的。只要不过怒失控就行。因为有怒不发则成肝郁，从而肝功能下降。

五行理论告诉我们，肝木生心火。所以肝郁日久，则心气不足而悲。时间久了就成了我们常见的抑郁症。

人抑郁之后，轻者避世，中者厌世，重者轻生离世。所以大家有怒就要想办法发泄一下。狠狠地去跑跑步，去拳击馆打打沙袋，去卡拉 ok 唱唱歌，都能管些用。

其实，中医五行理论里面中有制怒之法，那就是悲克怒。

《黄帝内经》说："悲则心系急，肺叶不举，而上焦不通，荣卫不散，热气留中，故气消矣"。

原本该产生"气"的肺，悲伤之后就停止了工作，故气生无源。这样因怒而上升之气，因无后援而下落，则怒解矣。

但是，实际生活中悲克怒的案例也极少见。因为某人大怒之时，又恰逢悲事的几率太小。而见大怒之人后，编大悲之事去哄骗于他的人也怕事后担责任而不敢。

人生一世，悲欢几何。悲这种情志必定是我们需要经历的东西。

中医医案有载，曾有一男子突发全身疼痛。大夫问诊时发现此人并无旧疾，也未受新邪。只是前几日父亲去世，悲痛过度而已。

大悲则气消，气消之后全身经络气不通畅而浑身疼痛。据此，大夫开了补肺益气之药将此病治好了。

一般情况下，我们普通人有了悲伤之情都是靠时间来治愈的。但也可能不是时间治愈了悲伤，而是在这段时间内发生了某些事情。

根据中医的五行理论，喜能克悲。因为喜则气达志和，荣卫通利。这是一种如沐春风般的舒服的状态。

荣卫通利则气行百脉，这其中肺也得到了气的补充。所以喜让停滞的肺又重新开始了工作，故悲去矣。喜克悲的案例在生活中最常见了，自不必我多言了。

人生在世，七情六欲自不可免。但过度的情志会影响我们的五脏，从而伤害健康。

万幸的是，中医的五行理论为我们揭示了七情伤身的化解之道，剩下的就看我们自己怎么去用了。

长夏，你在哪儿？

一年分春、夏、秋、冬四个季节，这是我们现代人的共识。但在两千多年前的古代，中国人对一年分四季，还是分五季这个问题，却争论不休。

春秋战国时期，阴阳五行学说非常盛行。因此许多学者把一年等分为春、夏、长夏、秋和冬这五季，以对应于木、火、土、金、水这五行。持这种观点的有《管子·五行》、《淮南子·天文训》、《春秋繁露·治水五行》等。

由于这种观点对中医的影响，《黄帝内经·藏气法时论》也把长夏与春、夏、秋、冬四季对等看待。

但也有人认为一年应该分为四季。对应于土行的长夏并不单独为一季，它是由四季的季末各18天组合而成。《黄帝内经·太阴阳明论》就是持这种观点。

这一年分四季的分法，比较好地对应了五行理论中的"五方"。春应东方，夏应南方，秋应西方，冬应北方。长夏对应没有方向的"中"。因此中医也常说：脾土居中，而不主时。

随着时间的流逝，大家渐渐接受了一年分四季的说法。现在已经没有人再关心长夏到底在哪了。但中医届的人士则不然，因为五脏中的脾对应着长夏，所以大家仍然对长夏在哪儿，非常地感兴趣。

然而，现在中医对长夏的观点又不同于古代《黄帝内经》的那两种说法。

《中医基础理论》认为，长夏对应着从大暑、立秋、处暑到白露这多雨潮湿的六十天。在这种观点下，秋季和夏季是不是个各少了一个月？但教材对此并没有明确的说明。

现代天体物理学告诉我们，地球自转时的轴线与地球绕太阳公转的轨道平面之间的夹角不是固定不变的。这个夹角以年为周期，来回变化。地球看起来像一个不倒翁似的，边转边摇。

因此，地球上的人在接收太阳光时的角度，也一年四季不停的改变。在冬天，北半球的中国人眼里的太阳是斜着照射下来的。但在夏天，太阳似乎是挂在头顶，正射下来。

大家都知道光线正射地面时，在地面上留下的光斑最小。而斜射时留下的光斑变大。因此在冬天，由于太阳光斜射，地面上的单位面积接收的太阳光能量变少。而在夏天，单位面积接收的太阳光能量最大。

这就是地球 365 天绕太阳公转一圈时，地球上地表温度上下变化的主要原因。人们把温度最高的季节称为夏天，温度最低的季节称为冬天，气温逐渐上升的季节叫春天，而气温逐渐下降的季节叫秋天。

所以一年分四季是根据地表温度变化来划定的。确实没有什么位置能留给长夏了。因此，中国古人以五行学说为依据来强行等分一年为五个季节，这是一种机械论的行为。现实证明这是不对的，已经被大家抛弃了。

在以温度变化将年划分为四个季节时，古人并不知道地球自转公转的道理。他们直观感觉是春天阳气起来了，天开始变暖，万物复苏。夏天阳气鼎盛，万物繁茂。秋天阳气回收，天气肃杀。冬天阳气闭藏不出，天寒地冻。

所以古人认为天地间的阳气一年四季升、极、收、藏，循环往复。

中医认为：天人相应。这四个字用白话文讲，就是人类经过千万年的进化后，已经完全适应了大自然的变化。

夏天气温高，人体体表的肌肤温度也高。温度高则肌肤里血管变粗大，血流量增多。因此有更充足的体液供皮肤出汗降温。而血运行的动力为气，因为中医认为气为血之帅。因此，夏天时人体内有更多的阳气升至体表以助血行。

冬天时，寒风刺骨。即使穿上了厚厚的棉衣，人体体表肌肤的温度也较夏日的为低。温度低则肌肤里血管收缩，血流量减少。有更多的血液潜行于体内。因此，冬日里推血前行的阳气在体表也少，在体内的较多。

所以，当天地间的阳气春升，夏极，秋收，冬藏时，人体内的阳气也同样如此，一年四季升降沉浮。

当中医先贤研究五脏的功能时发现，春天阳气升发，万物复苏。这与肝喜条达而恶抑郁之性相合。夏天里阳气盛极，这与人体内阳气最旺的火器——心脏相应。秋天阳气始降，一片肃杀之气。这与肺之肃降收敛之性相合。而冬天万物闭藏与肾的封藏之性相近。

中医故曰：肝应于春，心应于夏，肺应于秋，肾应于冬。但中医的这种通过取象比类得出的结论，不一定能说服具有科学思维方式的现代人。

中医认为肝藏血主疏泄。肝主藏血意指肝脏有储存血液、净化血液的功能。而肝主疏泄则是指肝负责将所藏之血送往需要用血的部位，比如，剧烈运动时肝将所藏之血送往肌肉组织，而考试时肝将所藏之血主要送往大脑。

在春天，外界的阳气上升，带动人体内的阳气也升发。升发的阳气能更好的推动入冬后归肝的藏血开春后去它应该去的地方，促使各处因冬季而闭藏的机能的恢复。此为"生"也。因此，肝的疏泄功能在春季能得到了更好的发挥，故曰：肝应于春。

　　夏日里温度最高，人体肌肤血管也变粗。同时人体内的阳气也升至体表以助血行。这其实是在帮助心脏更好的完成把血液推送至全身各处组织细胞的任务。

　　组织细胞得到了充沛的供血，对小孩而言，就会茁壮成长。对成人而言，则能制造新生细胞，充分完成新陈代谢的任务。此为"长"也。

　　因此，夏天的高温能助血前行，帮助了心主血脉功能的完成。中医故曰：心应于夏。

　　秋天，天地间的阳气开始肃降，人体的阳气也开始回收体内。回收的阳气能更好的推动静脉血的回流。这是在帮助肺完成朝百脉，助心行血的功能。因此说，肺应于秋。

　　另外，中医认为：在白天，人的阳气外出以固护体表。在深夜，阳气入里，人才能酣然入睡。在睡眠中，并未休息的肾将那一日之余气生精封藏，以供来日之用。

　　冬季阳气闭藏，万物蛰伏。人的阳气也潜行于内。这种状态非常有利于肾纳余气以生精封藏的功能。故曰：肾应于冬。

　　由此可见，五脏应于四时的根本原因是：春夏秋冬的阳气升降运动有助于肝心肺肾的功能发挥。

　　但四季只有四个，只能应四个脏。五脏中的脾应于长夏，那长夏到底在哪呢？

　　根据中医的五行理论，"五化"的生、长、化、收、藏对应五行中的木、火、土、金、水。因此，肝应于春主"生"，心应于夏主"长"，脾应于长夏主"化"，肺应于秋主"收"，肾应冬主"藏"。因此长夏应该有"化"的功能。

　　中医认为脾运化水谷，供养全身。这与雨水滋养，生化万物之性相合。故而中医说脾应于长夏，意味着长夏应该雨水丰沛。但这还只是个取像比类的结论，不一定令人信服。

人体内的一切生化反应都是在体液中完成的，如果没有体液人就枯萎死亡了。

当人出汗时，体液会随着流汗而丢失。因此，此时要多喝水。喝水后，脾胃再吸收水分，送至全身各处，维持体液的平衡。

但其实在不出汗时，人体皮肤仍有水分的挥发流失。若多日无雨，空气干燥，则体内的水分流失就会增多。

而在多雨的季节，空气比较潮湿，极大地减少了人体体表的水分挥发。这就相当于帮助脾胃吸收水液再送至全身各处的功能的完成。

因此，脾应于长夏是因为长夏之雨减轻了脾运化水液的工作负担。

《中医基础理论》对长夏的定义指出了长夏多雨的特性，但中国福原辽阔，从大暑到白露这两个月不是各个地方都多雨的。

比如，江淮一带的梅雨季节，就在夏初而非夏末秋初。中国还有地方甚至可以直接划分成干湿两季，这湿季也常常不在夏末秋初。

况且，中国各地四季何时不下雨呢？从这点看，《黄帝内经·太阴阳明论》说"长夏不主时，寄于四季之中"，还是有些道理的。但它又规定四季季末各18天合成长夏，这则是机械论的作为了。

由此可见，应该将"长夏不主时"，改为"长夏不定时"。四季之中任何多雨的季节都属于长夏。也只有这样的长夏才能适应疆域广大的中国，才能适应以后不断变迁的气候。

恽铁樵是史上最大的中医黑？

网名为"棒棒医生"的余某东大夫读书很多，文笔也不错。他写了大量的文章来批判中医。因此在网上，大家共推他为中医反王，并默认他为最大的中医黑。

虽然余先生文章写得多，但是文章逻辑常常不甚清晰，结论也经常不太正确。比如他新写的一篇文章叫《为何现代中医黑没有知名人士？》。

这个题目没有太大的语法错误，但却有着严重的逻辑错误。因为对应于"现代"这个词的常常是"古代"。因此，他这句话隐含的前提假设为：古代中医黑有知名人士，为何现代中医黑没有知名人士呢？

可是，中医黑是西医进入中国后才出现的。在古代根本就没有中医黑这种人，更别提什么知名人士了。

其实，余先生想写的题目可能应该是："为何现在中医黑没有知名人士？"，他没搞清楚"现在"和"现代"这两个词的区别。

对应于"现在"这个词的是"过去"。余先生应该是非常怀念过去，在民国初年有那么多知名人士反中医的盛况。

当年反中医的胡适、梁启超、郭沫若等人都是知名人士，且他们的名气不是靠反中医得来的。不像现在的何祚麻、方舟子等人和他自己，如果不反中医，就没有人认得他们。

与此相反的是，现在许多知名人士，如张艺谋、郭德纲、马未都等人，都是中医粉而不是中医黑。这个局面让余某东非常的不爽。

在余先生的这篇文章中，他自拟了三条评判中医黑的标准，分别是：1.严重歪曲中医理论的。2.造假造谣，构陷中医的。3.导向错误，深刻影响中医发展的。

他的这个标准应该是为民国时期的恽铁樵大夫量身打造的。

恽铁樵，江苏武进县人士，生于 1878 年。他天资聪颖，16 岁时就中了秀才。25 岁又考入上海南洋公学，攻读英语。后任商务印书馆编译和《小说月报》主编。四十多岁时，恽铁樵弃文从医，并迅速成为上海滩的名医。

在反击两提废止中医案的余云岫对中医的攻击时，恽大夫提出了脏腑虚化论，并认为"内经之五脏非血肉之五脏，乃四时的五脏"。

但在余先生眼里，这脏腑虚化论是对中医理论的严重歪曲。并且，由于这理论被广大中医人士采用而成为通论共识，这在余先生看来，就是犯了导向错误，深刻的影响了中医的发展。

因此，在文章的结尾，余某东最后得出的结论是：恽铁樵堪称 3000 年第一中医黑。他没有说出口的潜台词是：我余向东不是最大的中医黑。

当余先生在指责一个中医名家的文章歪曲了中医理论，并对中医发展造成的错误导向时，不知他是从那儿获得的资格和勇气，来下这个结论的。

但是，从余先生急于把第一中医黑的帽子丢给恽铁樵的这个动作上看，他似乎已经感觉到"中医黑"这三个字，在广大中国人民眼里，已经成为了一个有悖中华民族的贬义词了。

如果用明朝哲学家王守仁的《心学》中致良知的理论来分析的话，余某东的心里还是有良知的。所以他在文中辩称，自己是批评中医，是爱护中医的。

但这爱护中医的说法，又与他在《拍砖中医》这本书的自序中称："自己致力于伪医批判"，又自相矛盾，逻辑混乱了。

因为，余某东既然认定中医为伪医，那他对中医的态度就应该是除之而后快，根本就没有什么爱护中医的可能。

虽然，从余先生的许多文章中可以看出，他还是读了一些中医书籍的。但是他很可能没有真正学懂中医。

因此，在没有真正学懂中医之前，就提笔写文章批判中医，他就很可能犯了自己所说的评判中医黑的第一条标准：严重歪曲中医理论。

此外，余某东写批判中医的文章之多，无人出其右。因此"中医反王"这个第一中医黑的帽子，对他来说是实至名归的，轻易是摘不下去的。

脏腑虚化论

《什么样的中医才是好中医呢？》是中医反王——余某东，写的又一篇文不对题的文章。

在这篇文章中，余先生列举了在他心目中中国医学史上的十大名医，而根本没有回答文章题目提出的问题。

这个按时间排序的十大名医榜单的前六位都是中医大家，而后四位是西医的杰出贡献者。这其实也很合理，因为中医和西医都能治病救人。

但这十大名医的榜单从余向东嘴里说出来，就不太合理。因为他把中医当成伪医来批判，就不应该让中医的名医出现在十大名医的榜单上。这榜单应该是清一色的西医名家才对。

榜单上的第三位是：封圣之名医--张仲景。张仲景根据《黄帝内经》，古代方书以及自己的行医心得，写出了《伤寒杂病论》。这是中医理论中的经典，至今仍是中医院校的大学生们必学的课目。

将张仲景放上榜单说明，余向东认可了中医理论。可他却又把余云岫也放进了榜单，并称其为革命之名医。"革命"一词意指余云岫两次提出要废止中医的提案。余云岫想革的当然是中医的命了。这与余先生的志向是一致的。

所以，毕业于大阪医科大学，在医学上并无什么建树的余云岫，被他的本家余某东列为十大名医之一了。

按照逻辑思维的一致性，将张仲景列为十大名医之一后，余先生就不应该将反中医的余云岫也列为名医之一。反之，让反中医的余云岫上榜，就不该让中医医圣张仲景上榜。这种自相矛盾的事，也就逻辑混乱的余某东能够做到。

余云岫最著名的著作是攻击中医的书籍——《灵素商兑》。他在这个书中得出的结论是：中医理论的老祖宗《黄帝内经》无一字是对的。

1922 年，《灵素商兑》出版之后的六年后，学医有成的恽铁樵发表了他的著作——《群经见智录》，来反击余云岫对中医的攻击。并提出了脏腑虚化论的观点。

此观点在中医届引起了广泛的思考和讨论。1949 年，新中国成立后，全国中医界的大佬汇聚一堂，编写了《中医基础理论》一书。该教材正式确认了中医的心、肝、脾、肺、肾这五脏，并不是特指西医解剖学的五脏。

中医根据五行理论，将人体的功能体系划分为：心火、肝木、脾土、肺金和肾水这五个行。

比如当中医讨论肾的功能时，中医之肾不光具有西医解剖学肾的泌尿功能，它还具有生精主生殖的功能，此外它还有主纳气助呼吸、主骨、司二阴的职责。

可见，中医的脏腑概念大于西医的脏腑概念。因此，可以说中医的脏腑是虚化的脏腑。

中医之所以形成这样的理论，是有其历史的必然性的。

两千多年前，在东汉三国时期的中医，不光有张仲景这样开方治病的内科医生，还有像华佗这样擅长做手术的外科医生。

虽然，华佗为关公刮骨疗毒的这个故事是罗冠中在《三国演义》中演义的，但关公刮骨疗毒这事是真的。大家看到的是关公的英勇也是真的。

但是，学医之人却从关公刮骨疗毒这事中，看到了当时中医外科大夫神乎其神的医术。这说明，当时的中医对人体解剖有在相当精准的认识。在这些中医外科医生眼里，心确实指心这个器官，肝就是指肝这个器官。

但由于种种原因，见载于《汉书·艺文志》的《黄帝外经》三十七篇全部失传了。这很可能导致中医外科也因此而失传了。至此之后，中国的中医基本上全是内科大夫了。

当这些内科大夫治肾病时，用的是入肾经的中药。在治前列腺肿大而引起的小便不畅时，用的药仍然是入肾经的中药。

中药并不会像西医的手术刀那样，能精确的专注于某个器官或组织。因此，在三国时期之后的中医眼里，五脏逐渐不再是解剖学意义上的五脏了，而是个虚化的概念。是五行中某一行全部功能的代表了。

一百多年前，西医开始传入中国。中国的西医先行者们在翻译西医书籍时，从中医中借用了许多名词。这其中不光有心、肝、脾、肺、肾这五脏的称谓，还有幽门、肛门、伤寒、霍乱等术语。

西医的这种做法，极大地便利了西医在中国的传播。但是，要注意的是，同一个词在中医和西医的意义却经常不完全一致。

比如，霍乱在西医中专指由霍乱杆菌引起的上吐下泻的疾病。但在中医中，霍乱泛指所有的上吐下泻的疾病。

可见中医的霍乱范畴大于西医的霍乱。同样西医的肝只指解剖学意义上的肝器官，而中医的肝却指肝这一行。

进入中国一百多年后，西医不光在中国站稳了脚跟，还占据了医疗市场的绝大部分。这时的西医大夫余向东反过来指责中医的脏腑虚化论是逃避科学检验的玄学。这不是一种科学的态度，而是强盗的逻辑。

在人类探索事物真相的道路上，大家采用的方法可以是截然不同的。

比如，现代物理学中描述微观粒子状态的量子力学中，就有两种平行的理论。一种是狄拉克的矩阵力学，另一种是薛定谔的波动力学。这两派理论在开始时也互不服气。但后来它们都被证明为是正确的，是等价的。

在探索疾病真相，治病救人这件事上，中西医也采用了完全不同的道路。西医从解剖微观的角度入手，而中医更多的是从宏观功能的层面来思考疾病。它俩的不同并没有什么对错之分，都能治病救人。

当西医借用中医的术语翻译出《人体解剖学》等书籍，并用这些知识指导西医大夫治病救人时，中医对此并没有什么意见。

但当中医用心、肝、脾、肺、肾来泛指五行之五脏，而不特指《人体解剖学》中的五脏器官时，余某东就很有意见。

是他的思维逻辑有问题？还是他性格太偏执了？

神住在哪儿？

　　"神住在哪儿？"，对这个问题的回答取决于一个人的科学素养。

　　大家知道，世间万事万物的发展都有其必然的规律。但在科学知识极度缺乏的古代，古人总觉得世间的一切都是由具有神秘力量的神仙在掌控。

　　由于没有人见过神仙，更不知道神仙家住何处。因此大家猜测这神要么住在云彩之上的仙宫，要么住在茫茫大海深处的仙岛。

　　但随着现代物理学和航太技术的发展，现在绝大多数人都已经知道，高高的云端至上是稀薄的空气。稀薄的空气之外是虚无的太空。另外地球的海洋上的海岛也被人类抢占的差不多了，也从未见过有什么神仙居住的仙岛。

　　所以，现代人大都不再相信神住在天上或住在仙岛上这种说法了，甚至都已经不再相信神的存在了。

　　但是，中医人士还相信神的存在。不仅如此，他们还知道神住在哪里。

　　当然了，中医所说的"神"已不再是神仙的神了，而是人体精神、意识、思维、情志、知觉等一些精神活动的高度概括。

　　关于中医所说的神住在哪里这个问题，从古至今的中医有两派观点。

　　自古的主流观点认为神住在心里，因为《黄帝内经》说："心藏神"。但后来的次主流观点认为神住在脑里，比如此派的代表李时珍，在《本草纲目》中说"脑为原神之府"。

　　《人体生理学》告诉我们，人的精神、意识、思维、情志和知觉都是由脑完成的动作。因此，似乎脑藏神的观点比心藏神观点更为合理一些。所以，在西方解剖学传入中国之后，此派的声势也越来越大了。

其实，当心藏神派和脑藏神派争论不休时，他们都在潜意识里将"神"物化了。所以，"神"这个东西就必须住在什么地方，不是在心里，就是在脑里面。

但是，神是脑一切精神活动的高度概括，是一种功能的体现。因此神不是个什么具体的物质，也不必非要住在什么地方。

《黄帝内经》所说的"心藏神"，是意指"心主神明"。也就是说，心主血脉功能的变化会极大的影响神的状态。

中医认为心的主要功能是主血脉，把新鲜的血液输送到全身各处。因此，《黄帝内经》说"血者，神气也"。又说："血气者，人之神"。这说明，古代的中医大夫就已经认识到血液供应的和神之间的直接关系了。

现代医学研究表明，人体每分钟血循环系统注入大脑的血液量为750毫升左右。占心输出量的15%到20%。只占人体总重极小比例的大脑是妥妥的用血大户。

中医临床观察发现，当心主血脉的功能异常时，比如痰迷心窍、心火旺、痰火扰心、心阴虚、心阳虚、心血虚时，就会因脑供血不足而出现神志异常的疾病。因此，神的正常与否完全依赖于是否有充足的血液供应。

由此可见，"心藏神"不是一句科学术语，而是一句医学术语。这是从治病的角度出发对"心主神明"的一种描述。中医也因此而积累了大量的临床经验，从治疗心主血脉功能异常入手，来治疗神志疾病。

相反，如果我们由于对脑生理解剖知识的了解，而把心藏神改为脑藏神的话。这种理论表述在理、法、方、药等方面，对中医治疗神志疾病并不能提供足够的临床指导意义。

因此，从临床治疗的角度来看，心藏神和脑藏神之争应该是古老的心藏神派胜出。

另外，心藏神派不仅认为心藏神，还认为肝、肺、脾、肾这四脏也藏神。只不过，它们藏的是神的一部分。分别是肝藏魂，肺藏魄，脾藏意，肾藏志。

中医认为的"魂"是出生之后逐渐产生的思想意识、情绪思维、知识技能等精神活动。它是神的一部分。

而"魄"是婴儿出生后，不学即会的先天本能感觉、反应动作。如吮乳吸食、啼哭啼笑、耳听目视、手足运动，还有内在的消化排泄、呼吸心跳、皮肤感觉，以及古人并不知道的大脑神经的自主控制和大脑内分泌系统的自平衡调节。魄是大脑功能中一种较为低级的非条件反射活动，也是神的一部分。

中医的"意"是意识思维活动，而"志"是指记忆力。因此魂、魄、意、志加在一起合而为神。

与"心藏神"并不意味着神住在心里一样，肝藏魂、肺藏魄、脾藏意、肾藏志也并不意味着魂、魄、意、志分别住在肝、肺、脾、肾里。

当人在夜晚入睡后，人体的肌肉休息了，大脑也停止了有意识的思维活动。这时，肌肉和大脑中的多余的血液就潜行于内，藏于肝脏。

藏于肝的血液经过肝脏一夜的处理，又焕然一新。早晨人醒来后，大脑就开始了各种各样的精神活动。这些脑活动表现在外的状态就是魂。而脑细胞的活动是需要供血的，这部分血则来自于肝藏之血。

《黄帝内经》中说："肝藏血，血舍魂"。这句话充分说明了魂与肝藏之血有着密切的联系。所以，肝藏魂，就是意指肝藏血功能的好坏直接影响魂的状态。

同时，中医认为肺主气，有将气输布全身、远达体表的职责。如果肺主气的功能下降，则气血不能到达体表肌肤。在皮肤中各种感觉器官功能就不佳。

假如一个人失去了痛、痒、寒、热和触觉这些本能反应，就意味着他的魄出了问题。因此，中医讲肺藏魄。

脾主运化水谷，是人体必须的各种营养物质的来源。这其中吸收的葡萄糖是脑细胞的唯一的食物。只占人体体重 2% 左右的大脑，平均要消耗 20% 左右的葡萄糖的摄入。

因此当脾运化功能下降时，血中葡萄糖含量就会下降。首当其冲影响的就是葡萄糖的消耗大户——脑。当脑细胞能量不足时，则思维活动下降。故中医说：脾藏意。

另外，中医认为肾主骨生髓，而大脑为髓海。如果肾不能产生足够的髓，则脑组织新陈代谢不佳而逐渐萎缩。最先表现出来的症状就是记忆力下降。如果这种情况长期得不到改善，人就会老年痴呆。故曰：肾藏志。

总而言之，《黄帝内经》中所说心藏神和五脏藏神，并不是要去支持有神论者，而是在说明五藏的功能变化会极大的影响人的精神状态而已，同时这也是中医治疗情志疾病时的指导原则。

关系混乱的"气"们

"气"这个字是我们中文中非常常见的一个字。古代人极爱用它，现代人也是如此。如果不信，你就接着往下瞧。

当古人观察世界时，常说天地之"气"孕育了世界万物。我们现在人则天天要听天气预报，还时不时说要接地气。此外，天地之间还有供人呼吸的空气，古人则称之为清气。当然，天地之间还时不时有疫气为祸人间。

当古人观察春夏秋冬时，常说这四季之"气"催生五谷，养育了人间生灵。另外，这四季之中还有风、寒、暑、湿、燥、火这六淫之"气"，经常影响着我们的健康。

时间来到了现代后，我们的社会变得更加复杂，语言也更加丰富了。我们会关注现在社会上的风气怎么样。开会时会留意会场的气氛对不对。开口发言时要注意自己的语气和口气。

社会上的人也是形形色色。有人浑身正气，有人邪里邪气，有人豪气冲天，有人阴气沉沉，有人义气满怀，有人怒气冲冲，有人喜气洋洋，有人怨气重重，有人气焰嚣张，有人火气很大，还有人神气活现，有人人气爆棚，还有的人气场巨大。

修养不好的人一开口就会惹他人生气，还嚣张地说气死人不偿命。也总有朋友劝人莫生气，气大伤身，气病了无人替。另外，还有很多人经常练气功，以达到强身健体的目的。

如果有人想刨根问底，彻底搞明白以上"气"的真正含义，估计不是件容易的事。但是，从古至今这些气字的使用都有一个特点，就是它常被用来描述一种看不见，说不清，但却存在的东西。

　　虽然"气"字的语义表述不太清晰，好在它描述对象基本上是固定不变的。但如果你有幸接触到中医，就会发现中医大夫对"气"字的灵活应用又上了不止一个台阶。

　　首先，浑身正气中的"正气"在中医中形容一个人的抗病能力。人气爆棚中的"人气"在中医中是人体所有气的总称，但这个词很少用。

　　神气活现的"神气"是中医大夫望诊时衡量病人身体状态的一个指标。阴气沉沉中的"阴气"在中医中相对"阳气"而言。但实际上，可能阴气并不存在。

　　社会上常见的一类人心气高且脾气不好。在中医中，心气和脾气常用来描述心和脾的功能状态。

　　以上的这些"气"字都已经开始一字双指了。

　　当然了，中医中也有概念清晰明了的气。比如，吸入肺中的是清气，呼出体外的是浊气。吃下肚子的水谷有水谷之气。另外五脏六腑之气常指的是五脏六腑的功能。假如大夫说病人的肺气不宣，肾气不足，没有胃气时，他是在说病人的肺不好，肾不好，胃不好。

　　《黄帝内经》中首次提出了真气的概念。它指的是受之于父母的先天之气。但到了《难经》中，这先天之气被改成为元气，或原气。所以在古代中医文献中，真气、元气和原气都指先天之气。

　　但现在，只有元气还指先天之气。原气已经弃之不用了，而真气的概念也已扩大了许多，它是元气，宗气，营气和卫气的总和。

　　虽然真气的等级很高，但中医大夫却不常用这个词。因为练气功的人和一些气功骗子都常常在用它。

中医认为，元气是人类生命的火种。一个人之所以不能长生不老，是因为他体内的元气用尽了。所以元气看起来是一种受之于父母的一种物质，它藏在肾里，肾间或命门之处。但却至今未能找到它们存在的科学依据。

宗气有抟而不行的特性，是后天之气运动输布的本始。在上，它积聚于壇中穴处的上气海，并贯注心肺之脉。在下，则聚于丹阳（丹阳又称下气海），并下注气街穴。因此，它有司呼吸，行气血的功能。

营气和卫气都通过经络运行，所以又叫它们为经气。但它们的行进轨迹不同，最终的目的地也不太一样。

行进至体表的气叫卫气。他的主要功能是固护体表，温养皮肉。而营气的目的地在体内，它主要起化生血液，营养全身的作用。

宗气、营气和卫气都是由水谷精微和自然界的清气化生而成，但它们并不是水谷精微和清气的简单组合。

我们知道，自然界的清气就是意指人体必需的氧气。而水谷精微，如果用科学术语表达的话，就是水、碳水化合物、脂肪、蛋白质、矿物质、维生素和植物纤维。

氧气和这七种人体必需的物质都是由血液通过血管运送至全身的。而宗气、营气和卫气却是通过经络行进的。而且，现代科学家的实验已经证明经络和血管是完全不同的两个系统。

因此，宗气、营气和卫气应该是人体以水谷精微和清气为物质基础而生成的一种神秘的东西。这神秘的面纱还有待科学家们用更多的科研成果来揭开。

由此可见，中医中的"气"不光关系复杂，有时它还非常神秘难懂。

从黑格尔到庄子

黑格尔是 19 世纪德国著名的大哲学家。他的思想标志着德国唯心主义哲学运动的顶峰，对后世哲学流派产生了深远的影响。

比如无神论、人文主义，共产主义、无政府主义、利己主义、历史虚无主义等流派的一些基本概念都源自于黑格尔的理论。

同时，黑格尔还开创了哲学指导科学的先河。

鉴于当时的天文学家好像没有什么哲学思想，对此相当不满的黑格尔发表了他的博士论文《论行星轨道》。他用哲学思想论证了太阳系只有七个行星，以免天文学家们浪费时间和精力，去寻找更多的行星。

但遗憾的是，黑格尔的论文的结论是错误的，因为科学研究发现太阳系的行星不止七个。

虽然后世学者对黑格尔的著作意见分歧、褒贬不一，但却一致公认他作品的语言会涩难懂，常令现代作者迷惑不已。

上世纪的八九十年代，在改革开放后中国的大学中，黑格尔非常的受欢迎。几乎每个大学都会有一些学生不务正业，整天钻研黑格尔的著作。

着迷轻一些的同学们经常会有多门功课不及格，而常被班主任老师批评教育。程度较深的黑粉们则荒废学业，以至于被大学退学。骨灰级的黑格尔迷则很有可能会精神失常，而不得不入院治疗。

当然了，疯了的不光有中国的这些小粉丝们，还有许多国外的黑粉们。

　　尼采是黑格尔之后的又一个德国大哲学家，他发表过许多伟大著作，也一定仔细钻研过黑格尔的理论。在 45 岁这个正当年的年纪，尼采不幸也精神失常了。这有可能是他思考时用力过猛了，也有可能是读黑格尔烧脑难懂的书籍所致。

　　我们普通人常常认为哲学是高不可攀的，因为有人说过哲学是科学之上的学科，是用来指导科学活动的。由于我们一般人离科学都那么远，那与哲学就更无任何关系了。

　　但事实上，哲学的地位并不一定有那么高。

　　英国著名哲学家罗素就认为，哲学是某种介于神学和科学之间的东西。

　　对于神学的内容，人们不需要证明，也不能质疑。相信的人笃信并照着做就行了。

　　至于科学，它必须要有自恰性和证伪性。自恰性说明它的理论能自圆其说。而理论的证伪性则是指，根据该理论做出的判断能被科学实验证实为正确。

　　那么在这世界上，还有许多很有哲理的思想，它们即不是科学，又不是神学。这些思想到底算什么呢？

　　其实，这些就是哲学。

　　如果一个人在某一个时刻对某一件事物发表了一段富有哲理的话，那么他就是这一瞬间的哲学家。如果他经常说出有哲理的思想，并把它们整理成册，那他就是名副其实的哲学家了。

　　哲学思想的范围包罗万象，可以大到宇宙，中到社会，也可以小到人际关系。

　　具有悠久历史的中国人自古就特别爱思考，因此我们的哲学思想也是异常的丰富多彩。

比如春秋战国时代，写《道德经》传播治国之道的老子就是著名的哲学家。

大圣人孔子的《论语》更是教化万民的哲学思想。

鬼谷子擅长阴阳捭阖之术，他的思想也处处充满了哲学的光辉。

到后来，明朝的王守仁创立了"知行合一"的心学。这心学的智慧不光帮助他立言立功，奠定了王守仁在哲学史上的地位，还影响了后世无数的英雄。

甚至中国人嘴里常说的"以和为贵，做事要中庸"，也是非常实用的哲学思想。

庄子是古代哲学家中特立独行的一位。他思考的问题经常不同于常人，比如他对"宇宙的起源是什么？"就很执着，并且提出了"通天下一气"的气一元论学说。

庄子认为，宇宙间的万事万物都起源于"气"。这个"气"不是气体的"气"，而是一种极微小而看不见的东西。当然，看不见东西不一定非是特别小的东西，也可以是很大，但就是人眼看不见而已。

对物质世界的本源感兴趣的不光有古代的庄子，现在的物理学家对这个问题更是锲而不舍。

经过近二三百年的研究，物理学家们认为，我们的宇宙是由两种物质组成。一种是有形的物质，另一种是看不见的"场"。

"场"的种类有很多，宏观的场有电场、磁场、电磁场和万有引力场。微观的量子场有电子场、夸克场、中微子场、胶子场、W玻色子场等。

场虽然是我们人类眼睛看不见摸不着的东西，但它能与有形的物质发生作用。所以场也是具有物质性的，是物质的另一种存在形式。

我们都知道物质是由微小的分子和原子组成的。那分子原子又由什么组成的呢？

物理学家的研究发现，分子原子由更小的基本粒子组成，比如电子、夸克、胶子等。如果你再刨根问底地问，这些基本例子又有什么组成的呢？理论物理学家们则会告诉你，这些基本粒子是由看不见的量子场组成的。

每个基本粒子都是由它们对应的量子场能量发生波动时产生的。比如电子场的激发可以产生电子，夸克是夸克场波动的产物。

当这个过程反过来时，我们可以看到正负电子对撞时物质发生了湮灭。这时有形的正电子和负电子转变成了看不见的电磁场，存在于宇宙中了。

与此同时，天体物物理学家们的研究表明，我们的宇宙起源于一次大爆炸。在这次爆炸之前，宇宙中只有看不见的场这一种物质形态。爆炸后，场的激发和波动产生了许多能看得见的有形得物质。从而现在的宇宙是由物质和场两种物质组成。

总之，物理学家们认为场是宇宙一切起源和基础。

现在，让我们回头再看一看庄子的气一元论，就可以发现庄子所说的宇宙起源的"气"其实就是物理学家所描述的人眼看不见的"场"。

在古代，两手空空又无凭无据的庄子仅凭空想，就提出了对宇宙起源的见解。两千多年后，现代科学家们用科学研究证明他说的很有道理。这就是为什么庄子能位列哲学家行列的原因了。

人活一口气

"人活一口气"是民间的一句俗话。很多为人父母者常用它来激励颓废的子女，希望他们能有自强不息的上进心。

这句话不光普通人用，医生也经常挂在嘴边。

西医嘴里的"气"当然是空气了。如果一口气倒不上来，呼吸停止了，生命也就结束了。

在中医眼里的"气"除了有空气的含义外，它还代表着人体内一种重要的东西。这种东西是如此的重要，以至于《黄帝内经》说："气者，人之根本也"。没有这个气，人也就完了。

大哲学家庄子的气一元论认为，宇宙的本源是一种看不见的东西——气。早在遥远的古代，虽然庄子说这句话时貌似武断，但很多人都因为庄子以前说过很多有哲理的话，因此就认为这次他说的这句话，也大差不离。

信奉气一元论的中医大夫们认为天地是大宇宙，人体是小宇宙。气既然是大宇宙的本源，那我们人体的小宇宙中也必定有这种极其重要的东西。

现代物理学研究表明，庄子说的"气"就是我们人眼也看不见的"场"。物理学家眼中的"场"有许多种，比如宏观的有万有引力场、电场、磁场、电磁场。除此之外还有许多微观的量子场。

那人体中的这个"气"到底是个什么场呢？

在这里，我们讨论的气是人体生命活动中一种宏观的事物。因此，微观的量子场就可以排除了。因为它们只在微观世界起作用，在宏观上是看不出来量子场的作用的。就好比物理学家计算天体运动时用牛顿的宏观经典力学，而从没有用微观世界的量子力学的。

排除了微观的量子场后，气的候选人中还有四种宏观场。

科学研究发现，当人体的某些细胞受到某种刺激时，细胞膜的离子通道开放，膜外的钾离子向细胞内迁移。同时，膜内的钠离子向细胞外迁移。这些电荷的流动形成了人体中的生物电。此外，细胞膜内外的离子迁移而引起的离子浓度差最终在细胞壁内外还形成了定向的电势差，这就是生物电场。

一个细胞的生物电场可以激发相邻细胞的连锁反应，从而将电势差的信号传向远方。我们的神经纤维和脑细胞就是靠这种机制来传递各种信号的。而心肌细胞的这种极化和去极化产生的电位差被仪器记录下来就是有用的心电图。它能很好地帮助医生诊断心脏疾病。

另外，电荷流动形成电流的同时也会产生相应的磁场。但相较于较易测量的人体生物电现象，人体中磁场的测量却是件非常困难的事，因为我们所居住的地球的地磁场的强度是人体内生物磁场强度的万倍到百万倍之多。

现在，随着性能优良的磁屏蔽室、超导量子干涉器件（SQUID）和霍尔效应强磁计的出现，人体内的心磁场、脑磁场、肺磁场、肝磁场、脾磁场，甚至眼磁场也都相继被发现和仔细测量。这其中，许多生物磁场还为诊断疾病提供了许多有用信息。

虽然，人体内这些电现象所产生的电场和磁场都是场，但它们并不是我们要寻找的气，因为它们都是局域性的。比如，肝磁场只存在于肝部，而脑电图也只反映脑部生物电的活动信息。

　　而中医眼中的"气"是运动的，充满全身的，更重要的是它是沿着经络行进的。中医老祖宗甚至知道气行进的速度是"一呼一吸，脉行六寸"。

　　另外大家都知道，居住在地球上的我们时时刻刻都处在地球的引力场之中。引力的方向都指向地心，这是我们不会无缘无故地飞向空中的原因。但是这个引力场是个静态的场，不会运动。这与人体内那个"气"会运动的特点相去甚远。因此万有引力场也可以被排除在外了。

　　现在，我们的候选者队伍里只剩下电磁场一位了。因此中医眼中的那个重要的"气"应该就是电磁场了。当然这个推论是不是毫无疑问，还需要接受更多科学实验的检验。

经络真的存在吗？

1972 年美国总统尼克松率领庞大的代表团访华了。作为贵宾的他受周恩来总理邀请，参观了我国当时引以为傲的医学成果——电针麻醉。

不用打麻药，仅凭两根银针和微弱的电流，医生就能开膛破肚做手术，这场景着实震惊了美国人。震惊之余的美国医学专家们对电针麻醉的原理也是非常感兴趣。可是，中方专家们却对此语焉不详。

有鉴于此，中国政府决定组织各路人马，开始了对经络的科学研究。

中医认为经络是人体中"气"的运行通道。这里的"气"不是指呼吸的空气，而是一种对维持人体正常的生命活动起着重要作用的物质。

中医的经络理论认为，人体中有 12 条正经和奇经八脉遍布人体的全身。除了这二十条气的主干道外，人体中还有经别、经筋、孙络等各级下属机构来一起完成把气输送到全身各处的任务。

十二正经和任督二脉上分布着 361 个穴位，有的经脉的穴位少一些，比如手少阴心经只有 9 个穴位。有的经脉的穴位却很多，比如足太阳膀胱经，共有 67 个。

中医非常清楚人体上每个穴位的位置和每条经络的准确走向。这是针灸大夫治病的基本功。但问题是，笃信经络的中医却没有令人信服的现代科学证据来证明经络和穴位的存在，并用科学语言去解释针灸治病的原理。

所以，在那些具备现代科学知识的科学家和西医大夫眼里，研究经络的首要问题是经络存在不存在？到底在哪里？其次的问题才是经络是什么？和经络为什么能治病？等等。

中国政府组织的这个经络研究就像一次按图寻宝的大赛。中医已经把寻找经络的寻宝图早就画好了，并且确信穴位和经络就在哪里，不信的人可以按照这个寻宝图去找就是了。

擅长解剖的西医们又一次拿起了手术刀。但令人遗憾的是，在经络图标注的地方，除了皮肤、骨骼、肌肉、脂肪、神经、血管、淋巴管等这些熟悉的东西外，他们并没有找到任何貌似可以构成庞大的经络系统的特殊组织。

有的西医大夫发现部分血管、神经或淋巴管的走向与某段经络的走向相符。但在更多的地方，它们的走向和经络是不一致的。因此，注重眼见为实的西医基本认为经络并不存在。这也成了某些西医人士攻击中医的把柄。

人体生物科学家们没有胆量去用手术刀，他们擅长的是用光、电、声等现代科技手段来寻找经络存在的蛛丝马迹。

经过多年的研究，中外科学家们多多少少都发现了部分真相。这其中，就寻找经络而言，研究成果最突出的应该是中科院生物物理所的祝总骧教授。因为他们的实验前后历经了二三十年，测量了几万个人体，是花了大力气的。

祝教授利用简单的电阻测量的方法将人体皮肤上的低电阻点一一找了出来。这些低电阻点的位置基本上与中医书中穴位的位置基本吻合，低电阻点之间的连线也完美的呈现了12正经与任督二脉的走向。

他们的这个科研成果基本证明了经络的存在，并且揭示了经络是低电阻通道的特性，为后续寻找经络和气更多的真相提供了帮助。

这之后，他们又用声波传导的方式又一次复制了 14 条经络的走向，再次证实了经络的真实性，并表明经络不光有低电阻特性，还有低声阻的特性。

虽然祝教授他们的科研成果是探索经络真相的重要的里程碑，但他们没有能够说明经络是什么样的一条通道。更没有解释在经络中运行的气是什么。

在实验时，当微弱电流从穴位进入人体后，电流将面对脂肪、肌肉、骨骼、肌腱、筋膜、神经纤维、淋巴管和处在以上这些组织之间的体液。

我们已经知道血管、神经纤维和淋巴管的走向与经络不符合，因此，经络不是血管，不是神经纤维，也不是淋巴管。

对于电流来说，肌肉、脂肪、骨骼、肌腱、筋膜都不是良好的导体。而由于体液是富含钠离子、钾离子、氯离子等带电离子组成的电解液，因此呈现出很好的低电阻性。

无处不在的体液也满足了电荷移动的连续性。所以，从电荷的角度来看，这具有良好导电性的体液才可能是经络本尊。

对于声波来说，空气是他的最佳载体，因为空气分子可以自由地移动。其次声波也可以在体液中传播，因为液体分子也可以相对地自由移动，只是要费力许多。

骨头是坚韧的固体，常温下它的分子不能有大的相对位移。因此，骨头不是声波的良导体。

肌肉、脂肪、肌腱和筋膜是处在体液和骨头之间的半固体。它们的隔音效果也不错。因此当声波在行进时，如果可以选择阻力更小的体液，它就必然不会选这些半固体。所以以声波的眼光来看，低声阻的体液通道是个不二的选择。可见，经络系统极可能是由具有低电阻、低声阻特性的体液通道所构成。

神秘的气

当科学家用电流研究经络时，微弱的电流会在这由体液组成的低电阻通道里行进。虽然电流是沿着经络运行的，但是这电流本身并不是"气"。因为实验结束时，在人体的经络里面就测不到电流了。而中医认为的"气"则是无时无刻都在经络中运行的。

同样，在一条经络的某个穴位处输入声波后，声波会沿着这低声阻的经络线路行进。但声波本身也并不是气。因为如果不人为导入声波，我们在这条经络的穴位上是测不到任何声波的信号的。

科学家们不仅用电流和声波来验证了经络，他们也使用了光波。当可见光从穴位处导入人体时，光会沿着经络的线路行进。可见这低电阻低声阻的体液通道也是低光阻的。因为人体中的骨头肌肉不透光，脂肪半透光。只有体液可以让光长距离的传播。

虽然用可见光做的实验也证实了经络的存在和走向，但可见光本身也不是气。因为实验结束之后，人体经络中就没有光了。不然我们在晚上就会像萤火虫一样闪闪发光。

电磁场是一种可以行进的场，因此，又可称之为电磁波。按照波长的大小，电磁波可以分为无线电波、微波、红外线、可见光、紫外线、X射线和伽马射线。

这时时刻刻充斥在我们的世界的电磁波是一种富含能量的物质形态。比如，我们地球上的绝大多数的能量都来源于太阳送来的可见光、红外线和紫外线。

虽然科学家实验时用的可见光并不是气，而可见光是电磁波的一种。但这并不能证明其他电磁波不是气。

1982 年，乌克兰物理学家谢尔盖·西吉科也加入了探索探寻经络真相的大军。聪明的他另辟蹊径，这一次他用上了波的叠加原理。

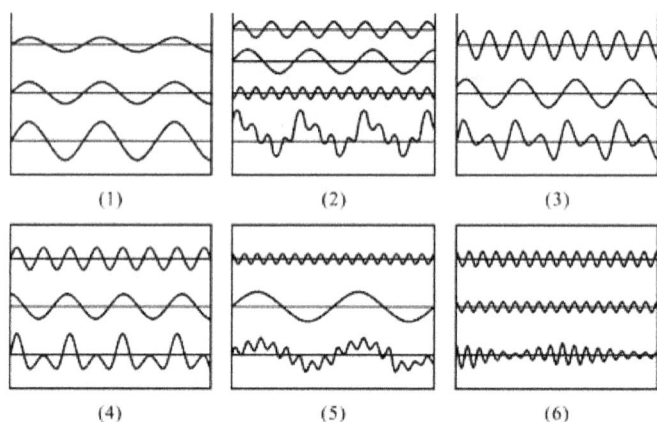

上图中处于最下面的波是上面两个波叠加的结果

简单地讲，当两列相同的波，比如两列声波或两列电磁波，在空间中相遇时，任何一点处的振动是两列波单独在该点引起的振动的合振动，这就是波的叠加原理。

如果这两列波的频率不相同，叠加之后的波就杂乱无章，不容易得到有用的信息（如图 3，4，6 所示）。

但如果两列波的频率相同，传播方向相同，且位相相同，就会形成一个稳定的新波形（如图 1 所示）。这个新波振幅增加了许多，因此比较容易被探测到。

如果这两列波的频率相差较大（如图 5 所示），两列波叠加之后的振幅变大也有被仪器探测到的可能。

当西吉科教授把频率介于 40 至 70 千兆赫的电磁波从穴位导入经络时，在沿着经络的走向的地方，他探测到了电磁波信号的增强。

他的实验不仅准确地描绘了胃经从脚到头的走向，再次证明了经络的存在，更重要的是，它揭示了经络里流淌的"气"是电磁波的真相。

根据这个发现，西吉科教授还发明了微波共振治疗技术，通过向穴位注入微波能量来帮助病人恢复健康，并且效果良好。

至此，在经络中行进的气的神秘面纱终于被科学家用实验揭开了一角。

肺会生气?

生气是人人都会的一种情绪,尤其是一些年轻漂亮的女孩子,动不动就生气了。但其实生气并不是人类所特有的事情,一些像猴、猫、狗、鹦鹉等动物也会。只要它们的大脑发育到一定程度就行了。

假如有人说作为人体五脏之一的肺也会生气,绝大多数的人是不会相信的。因为肺没有大脑,不会思考,凭什么生气呢?

但中医就认为肺会生气。且这不是个拟人的说法,人的肺的确会生气。

《中医基础理论》中说,肺的第一个功能是肺主气。肺的这个功能包含两个方面。首先,肺主气是指肺主呼吸之气,也就是说肺的呼吸功能。其次是指肺主一身之气。

肺主一身之气的功能又体现在两个方面。其一肺能肺生成宗气,而宗气运行在经络之中。其二是肺能调节全身之气的运动。

这一身之气中的"气"和呼吸之气的"气"是两种不同的东西。呼吸的气是空气,而一身之气的气则不是,它是在人体经络中不断循环运动的东西。因为看不见,所以古人也把它称为气。

乌克兰物理学家谢尔盖·西吉科利用电磁波叠加原理,不仅验证了经络的走向,还揭示出在经络中运行的气是具有能量的电磁波。因此,当中医说"肺会生气"时,也就是等于说"肺会产生能在经络中运行的电磁波"。

那这种说法到底对不对呢?

　　物理实验表明，一个静止的磁性转子（小指南针）只能感受到磁场的作用，而不会感受到电场的作用。同样，一个静止的电荷只能感受到电场的作用，而不能感受到磁场的作用。

　　当在一段金属导线上通过均匀的直流电时，放在导线旁静止的小指南针就会发生偏转。这说明在导线中运动的电荷产生了磁场，不然小指南针是不会动的。

　　由于每个电荷都可以看成是一个点电荷电场，因此物理学对这个小实验得出的结论是：运动的电场能产生磁场。在生活中，基本上没有人愿意在高压电线下居住，这就是因为高压电线下有较强的电磁场辐射。

　　如果导线中的电荷不是做匀速运动，而是一种变速运动。那么产生的磁场就不是个恒定的磁场，而是变化的磁场。所以物理学上又说：变化的电场可以产生变化的磁场。

　　将一根金属导线以与磁力线垂直的方位放在均匀的磁场中，当这个导线作匀速运动切割磁力线时，导线中的电子就会发生流动。

　　电子的流动是由于电场的作用。因此，这说明磁场与导线的相对移动产生了电场，进而电场推动导线中的电子移动，形成了电流。发电机就是利用这个原理来发电的。

　　如果磁场与导线的相对运动是变速而非匀速的，那么产生的电场就是个变化的电场。因此。物理学说：变化的磁场能产生变化的电场。

　　当我们在一根巨大的天线两端接上交流电时，金属天线中的电荷在电场的作用下，从天线的一端冲到另一端。当交流电带来的电场反转时，天线中的电荷又从另一端回到刚才出发的起点。

电荷在天线的两端之间来回运动不是个匀速运动，而是变速的。电荷在天线两端的速度最小，在天线的中间速度最大。所以电荷每次从一端到另一端都会经历加速，冲刺，减速，停止，这么个过程。

这天线中来回移动的电荷产生的变化电场，在天线的四周产生出了变化的磁场。而变化磁场又在磁场四周产生出变化的电场。就这样，变化的电场和磁场相互激发，产生出了电磁波，并以光速向远方传播。这就是广播电台天线发送电磁波信号的过程。

由此可见，当电荷在空间中以一个固定的频率做非匀速线性往复运动时，就会产生电磁波向四周传播。

我们知道，自然界中有大量的电荷。同样，人体内也有许多电荷的存在，比如带正电荷的钠离子、钾离子、钙离子和氢离子等，还有带负电荷的氯离子、碳酸氢根离子等。这些正负电荷广泛地分布于细胞液体液和血液中。

虽然细胞液和体液中的钠、钾离子也经常穿越细胞壁做来回的往复线性运动，但这种运动没有一个固定的频率，也不是24小时一刻不停的在做这种运动。因此，来回穿越细胞壁的电荷不能产生能恒定传播的电磁波。

另外血液中有大量的正负电荷，且也在做线性运动。但血液的流动基本上是单向向前的运动。且血液也从来不回流，更别提做往返运动了。因此由于血液流动而引起的电荷线性运动也不能产生电磁波。

人体中能以一个固定的频率做往复运动的器官只有两个，一个是心脏一个是肺。流经心脏的血液做的是向前的线性运动，也从不回流做往复运动。因此，流经心脏的血液中的电荷不能产生电磁波。

　　但心脏冠状动脉中的血液里的电荷会随着心脏的跳动，在空间中以心跳的频率作变速线性往复运动。因此心脏的跳动可以产生能传播的电磁波。

　　另外，肺脏中在所有血液里的电荷都会随着人体有节奏的呼吸运动而在空间中做变速线性往返运动。因此，以一定频率做呼吸运动的肺可以产生电磁波。

　　由于肺脏的血液量可能是心脏冠状动脉中血液量的千倍以上，所以肺呼吸运动产生的电磁波的强度比心跳产生的电磁波强度大许多许多倍，以至于可以忽略心跳所产生的电磁波。

　　由此可见，人体经络中运行的电磁波应该是来源于肺的呼吸运动。所以，中医讲肺会生气也是有道理的。

肺布叶举

　　《黄帝内经》是中医最重要的经典理论，它是中国古代许多医家医学智慧的集大成者。虽然书名叫《黄帝内经》，但此书却非黄帝所写，而是后世托黄帝之名而已。其目的是最大程度的引起后人的重视，确保此书能流传万代，造福子民。

　　根据众多的考古研究，现在大家基本认定《黄帝内经》成书于公元前 99 年到公元前 26 年之间的西汉时期。

　　因为，在成书于公元前 99 年的《史记》中，司马迁所记载的医书中并无《黄帝内经》，而有一些重要性并不如它的医书。而在成书于公元前 26 年的《汉书·艺文志》中，班固却提到了《黄帝内经》。

　　另外，1973 年出土的马王堆西汉古墓的主人为长沙轶侯利苍之子。其下葬的时间为公元前 168 年，他所陪葬的医书中也没有《黄帝内经》。

　　从内容上看，他的陪葬医书远没有后来出现的《黄帝内经》重要。如果当时已有此书的话，利苍之子一定会买来陪葬的。这也佐证了《黄帝内经》应该晚于公元前 168 年才出现。

　　据说，《黄帝内经》是由主持编纂《七略》的刘向和刘歆父子所编。但书中的文章应该都不是刘氏父子所写，而是春秋战国到西汉之间的医学家的智慧结晶。因为《黄帝内经》中的文章的风格和内容体现了从春秋战国一直到西汉时期的各种时代的痕迹。

　　《黄帝内经》的内容分《素问》和《灵枢》两部分，共 20 万字左右。就现在的印刷术而言，用 32K 的小纸张印这 20 多万字也只能印二百多页，是本小巧而便于携带的小书。

但在西汉时期，这 20 万字的书就是一大堆竹简。其重量可能高达 200 公斤左右。你若想出门带着这套书，那极可能至少要挑两个沉重的担子。一个担子的箩筐里装的九卷《素问》，另一个担子的箩筐里装九卷《灵枢》。

在《黄帝内经》成书后的几十年里，王莽篡权，改汉朝为新朝。十几年后刘秀又起兵灭了王莽，又改新朝为汉。刘秀之后的 200 年不到，东汉又分裂成了三国，相互之间一直征战不休。

在这战乱频发、朝代更替的时期，百姓流离失所。许多医学著作也跟着倒了霉。原本合二为一的《黄帝内经》变成了《素问》和《灵枢》两本书。

东汉三国时期的医圣张仲景就没有看过《黄帝内经》，而是分别读过《素问》和《九篇》。《九篇》是《灵枢》的另一个名字。

当 800 年后的唐朝太仆令王冰再读《素问》这本书时，他发现市面上有许多版本的《素问》，且它们的共同特点都是错误百出。比如，有错字漏字的，有文理不通的，有文不对题的，有一文两题的。总之错误繁多，不一而足。

经过 12 年的艰苦努力，王冰将唐朝《素问》版本中的错误一一订正。尽最大的可能恢复了《素问》的原貌。但可以肯定的是，一定还有一些错误他没有能改过来。

仅仅又过了三四百年，当宋朝人再看王冰的《黄帝内经·素问》时，他们发现各种版本中又是错误百出。

由于宋朝皇帝对医术的重视，医官林忆和高保衡等人的校订工作深入而细致，共纠错字六千多个，增补条文二两千多条。但仍然可以肯定书中肯定还有错误存在。

与此同时，《灵枢》经过一千多年的传承，它的智慧已经融入各个针灸书籍中了，比如皇甫谧的《针灸甲乙经》。但《灵枢》一书经过无数代人的手抄流传已经变得面目全非，找不到了。

幸好在南宋哲宗时期，中国用史书从高丽国换回了一本《黄帝针经》的古籍。《黄帝针经》是《灵枢》的另一个名字。后来经史崧校订出版，《灵枢》一书又流传于世。

由于印刷术和纸张制造术的成熟，印书的成本大下降。因此自宋代校订之后的《素问》和灵枢》流传至今，新生的错误就应该比较少了。

现在市面上出版的《黄帝内经》有很多。但可以肯定的是这些书中一定还有没有订正的错误。其中有些错误已被大家公认指出，并得到了改正。但对有的疑问，大家还是争论不休。

《黄帝内经·素问·举痛论》中有一句话："悲则心系急，肺布叶举，而上焦不通，荣卫不散，热气留中，故气消矣"。所有版本的《黄帝内经》中都有这句话，无一字差别。

通观这26个字，除了其中的"肺布叶举"令人费解外，其余句子都好理解，至少是在文理上。

如果细看这文理不通的"肺布叶举"四个字，这似乎是一个主谓结构。其中"肺"为主语，"举"是个动词，为谓语。但是，肺和举之间加入了"布叶"两字就不知所云了。

《难经》有云："肺虚如蜂巢，下无透窍，肺重三斤二两，六叶二耳，凡八叶"。故中医又常用肺叶来称肺。

因此，如果将"肺布叶举"中的"布"和"叶"的次序对调的话，就变成了"肺叶布举"。则四字中"肺叶"为主语，只有"布"字不知所谓了。

　　在普通话中，"布"和"不"两字不光拼音相同，连声调都一样。也许在古代某个地方的方言中，这两个字的发音可能也是相近的。

　　因此，在古代进行《素问》抄写工作的很可能是两个人。一个人读，一个人写。工作疲惫的读简之人将"叶不"两字次序搞反，而头昏脑胀的写字之人又将"不"字错写成了"布"。

　　因此，"肺布叶举"很可能应该为"肺叶不举"。这样从文理上看一点毛病也没有了。但医书的订正，光看文理是否通顺是不够的，更重要的是看在医理上是否正确。

　　这段话第一句，"悲则心系急"意指一个人悲伤过度之时，心脏部位感觉拘急不放松的一种状态。

　　在呼吸运动时，人的隔肌上下运动会引起肺叶的扩张和收缩，从而进行气体交换。因此从解剖学的角度来考察，呼吸时人的肺叶确实一上一下的运动。

　　故"不举"可理解为不做上下运动。但肺叶的不举并不是肺完全不做上下运动，而只是指肺的呼吸运动大大减弱，不然人就会窒息而亡了。

　　从前一篇文章《肺会生气？》可知，肺的呼吸运动会带动肺部血液中的电荷在空间中做线性变速的往反运动，并产生电磁波。这被古人称为"气"的电磁波从肺经开始沿十二经络输布到全身各处。其中，送往体表的叫卫气，而运往体内的叫营气。

　　因此，当人悲痛之时心肺拘急，肺的呼吸运动大大降低后，肺产生的气就大大减少。其结果是，心和肺的气供应量减少，相应地它们的供血量也减少了。故而，由心和肺组成的上焦也就不通了。这不通的应该是气和血。

当肺产生的气不足时，不仅上焦的气不足而堵，整个身体经络中的气也由于后援不力而荣卫之气不能散布，故尔"荣卫不散"。

另外，人体的血液循环系统将体内热的动脉血液不断的送往皮肤这个散热器官。再将冷却之后的静脉血回收到心脏进行下次循环。这样人体就可以将体内多余的热量从体表散发出去，来维持体温的恒定。

当荣卫不散时，体内外的"气"的供应不足，则血液流动缓慢。这是因为气是血行的动力。因此，荣卫不散之后，体内多余的热量不能及时通过血液循环系统从皮肤排出体外，从而热气留中。

最后一句"故气消矣"意指全身之气减少了许多。但这四个字中若加上"悲则"两个字，变成"故悲则气消矣"的话，文理和医理都会更通顺。因为这最后的四个字应该是个总结性的句子。

因此，《黄帝内经·素问·举痛论》中的这 26 个字用白话文翻译的话就是："临床观察发现，人在极度悲伤之时，心脏周围会感到拘急。肺的呼吸运动会大大减弱。其结果是上焦的气血不通。全身的荣卫之气不能散布。且因血行不畅，进一步造成散热不利，而热气留中。所以说，极度悲伤这种情绪会造成人体内的气的消亡"。

这 26 个字说明，中医先贤在两千多年前就发现，肺部的呼吸运动是产生一身之气的源泉。由此可见，将"肺布叶举"改为"肺叶不举"在医理上也应该是合理的。

AM 调幅广播

　　在四五十年前的中国，收音机还是个稀罕且昂贵的物件。而听收音机中的广播节目，则是普罗大众们休闲娱乐的主要方式。

　　那时候的我刚上初一，中午 12:30 到 1 点的评书《杨家将》是每天决不能错过的功课。在家吃完午饭后，我就会早早地来到一家剃头铺子，站在门口等着评书的开始。

　　之所以站在门口听，不是因为剃头师傅人不好，不让我进去，而是因为中学下午 1 点钟开始上课。

　　因此，每当刘兰芳的"且听下回分解"中的"且"字刚说出半个字来，我就已经如离弦之箭，拔腿飞奔冲向学校了。每次我都是踩着学校的铃声，顶着满头的大汗从校门一路狂奔到教室。

　　在评书开始之前，有时我会盯着这个小小的收音机好奇。为什么几百里地外的播音员的说话声能从这收音机的喇叭里传出来？这个萦绕在我心头多年的疑问在上大学后才彻底搞明白。

　　当播音员对着话筒说话时，他声带的震动会引起了空气分子的移动，从而形成了声波。当声波传入话筒后，就会引起话筒中振动薄膜的振动，并带动粘在薄膜上的线圈上下移动。由于这线圈处在一个磁场之中，因此线圈中就产生了感应电流。

　　如果薄膜带着线圈振动的幅度越大，则线圈中产生电流信号越强。反之产生的电流信号就越弱。因此，话筒的输出电线就会传递出一个电流强度随着时间变化的不规则的波形图来。这个波在无线电学上叫调制波。

　　当在广播电台的信号发射天线两端，加载一定频率交流电时，比如 91.5MHz。一定量的电荷会沿着天线上下，做线性变

速往复运动。从而在天线四周产生出变化的磁场。而变化磁场
又在他的外周产生出了变化的电场。这样它们相互激发，将电
磁波传向远方。

这个频率和振幅都保持不变的电磁波信号在无线电学中叫
载波。它不含有什么有用的信息，用收音机接收这种信号也没
有什么用。

但当我们用从话筒中传出的调制波来调制发射天线送出的
载波时，调制电路就会根据调制波的信号大小来相应地调整天
线发送的载波的振幅的大小。

如果调制波信号大，则同一时间产生的载波的振幅就高，
反之就低。通过这种方式，经过调制的载波就把话筒中产生的
调制波的信息传播了出去。

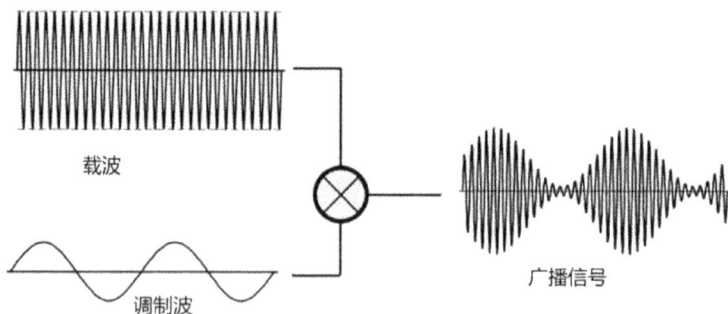

载波

调制波

广播信号

当收音机接收到调制过的载波时，收音机中的解调电路就
会将调制波的信息再从载波中分离出来。然后，喇叭的驱动电
路再根据得到的调制波信号的大小，产生一定强度的电流通过
喇叭的振动线圈。

由于喇叭的振动线圈位于磁场之中，如果通过线圈的电流
越大，则线圈的振动就越强，从而粘贴在线圈上的喇叭纸盘在

空气中震动就越强，产生的声波也就越大。反之，产生的声波就越弱。

　　就这样使用通过一系列的设备，播音员的声音就又完美地出现在我们的面前了。

脉行六寸

　　《黄帝内经》有言："一呼一息，脉行六寸"。这句话是古人对经脉中"气"运行速度的描述。如果换算成现在的速度单位的话，脉行六寸可能相当于每秒十厘米左右。

　　人体内的经脉中无时无刻都有气在其中运行，但一般人很少能感测到气的存在，更别提去估测它的运行速度了。

　　但有些人得病之后，去找中医扎针灸时就很可能有幸感受到有某种东西沿着经络流动的感觉。其速度可能就在脉行六寸左右。这种循经感传有时像一股热水或热气在流动，有时像一股酸麻的感觉在穿行。总之，每个人反应可能不太一样。

　　社会上常有人将中医称为道医，因为中医的许多先贤都出自道家。比如唐朝的药王孙思邈，被皇上封为"妙音真人"。唐朝编著《黄帝内经》的太仆令王冰的道号是启玄子。

　　道家人士的一门必修的功课就是静坐修炼。修炼得好的人就有可能打通大小周天。打通大小周天听起来很玄，这是由于武侠片过分的渲染。但其实，它只是指让十二经脉和奇经八脉变得更加通畅而已。这通畅的经脉可以让气在其中流动的更好。

　　有道的修炼者大小周天皆通。在极净的入定状态下就有可能体察到经络中气的流动。

　　据说武当山道长祝英华在静坐时就观察到气在经络中的运行，并出书《黄帝内经12经脉的揭秘》将所观察到的一切告知于众。因此，"脉行六寸"很可能是古代有道高人提出来的。

　　乌克兰物理学家谢尔盖·西吉科的电磁波实验揭示了经络中的气是一种电磁波。但不论频率高低、波长大小，电磁波运行的速度都为每秒 30 万公里的光速。这速度已经快到人凭肉体感官根本无法观测的地步了。

那古人感觉到的"脉行六寸"到底是什么呢？

还记得小时候，江苏的冬天并不好过。没有供暖系统的家家户户屋里屋外都是一个温度。遇到太阳好时，常和母亲搬个小板凳坐在向阳的角落里晒太阳。

这时候人的肌肤不会感觉到太阳光这种电磁波的速度，也不会感觉到它的频率高低和波长大小。唯一能感觉到的是阳光的强弱，也就是光这种电磁波的振幅高低。当天空中有云彩时不时遮挡太阳时，这种感觉尤其明显。

如果在经络中运行的电磁波因为某种机制，它的振幅像调幅广播中载波一样被调制了，比如这调制波的频率为 1Hz，波长为十厘米，那么经脉中电磁波的振幅就会以每秒一次的频率上下变化。

这样，人体内经络旁的感官器官就会感觉到气这种有规律的强弱变化。因为人体内的"气"有温煦的功能，因此在这些感觉器官眼里，就有可能觉得有一股热气以每秒十厘米的速度运行过去了。

那我们人类体内到底有没有这种调制机制呢？

从《肺会生气?》这篇文章可以知道，人体的呼吸运动带动肺部血液中的正负电荷在空间中做近线性变速往返运动，从而产生了电磁波。如果参与运动的电荷数量不变，则产生电磁波的振幅维持恒定。但如果参与的电荷数量变多则相应产生的电磁波振幅变大，反之就变小。

假定一个人的心跳频率为每分钟 60 次，他的心脏每一秒都完成一次心跳。在这一秒钟的前半段，右心室将静脉血注入肺部血管。这时肺部血液中的电荷数量就会增多。

因为，首先此刻肺部的血液量变大了，其次是刚注入肺部的静脉血含二氧化碳的浓度也较高。而一个二氧化碳分子在血液中能产生两个电荷，一个是氢离子，另一个是碳酸氢根离子。

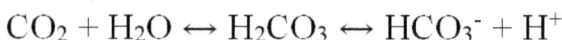

$$CO_2 + H_2O \leftrightarrow H_2CO_3 \leftrightarrow HCO_3^- + H^+$$

在心跳一秒钟的后半秒，左心房将动脉血从肺中吸出，此时肺中的血液所带的电荷数量变少了。因为一是肺部血液量变少了，二是后半秒钟，肺中血液经气体交换后，它的二氧化碳浓度也下降了。

所以在心跳的每一秒钟的过程中，肺部血液中的电荷先变大后变小。这样。呼吸运动所产生的电磁波的振幅也先大后小，变成了被调制过的电磁波了。

另外，中医扎针灸时用的都是不锈钢针。当这个金属针从穴位处插入人体后，则相当于在经络这个电磁波的小气沟中插入了一个金属棒子。在经络中运行的一部分位于边缘的电磁波会绕过这个金属棒子继续前行。

但在经络的中间还有一部分垂直射向金属针的电磁波会被反射。这反射电磁波与相应的入射电磁波能发生共振。这种共振波的振幅则大大增加，以至于普通人也能感觉到脉行六寸的循经感传。

由此可见，古人所观察到了脉行六寸并不是经络中气这种电磁波的传播速度，而很可能是这种电磁波上调制波的行进速度。

当然了，以上一切都只是推理和猜测。要完全搞明白这些奥秘还需要科学家们更多的不懈努力。

气为血之帅

一想起宇航员，大家脑海里很可能浮现出宇航员们像气球一样在空间站里飘来飘去的神奇画面。又或是完成任务之后的宇航员回到地面，处处被鲜花和掌声包围的场景。

其实，在这风光无限的背后是常人难以想象的艰辛。

要想成为一名宇航员，超人的平衡感和方位感是个先决条件。因为在太空中，没有地球重力的坐标指引后，人体的平衡工作变得异常困难。

一般人在这种状态下常常会晕眩呕吐，根本没法工作。即使是天赋禀异的宇航员，也要天天进行不懈的旋转训练，才能在太空站中顺利的开展各种工作科研工作。

其次，作为一个宇航员必须拥有强健的体魄。这并不意味着宇航员要有发达的肌肉，但他们必须要能承受火箭起飞和回收舱回归时带来的对身体的极端挑战。

不然，火箭起飞时人体的血液压向下肢，则脑部缺血而昏迷。回收舱回归时，宇航员全身的血液则会被挤向头部，能力不强的人可能脑部的血管就有爆裂的可能。因此，非人的离心机训练就是宇航员们的家常便饭。

另外，强大的心理素质也是宇航员必备的条件。在离开了舒适的地球生活环境后，宇航员要在一个狭小的空间中长时间生活工作。没有超人的自我控制和调节能力是坚持不下来的。

在国际空间站，就曾发生过宇航员之间的冲突和故意损坏空间站的极端行为。这都是宇航员的心理出了问题。因此在他们升空之前就必须经过各种各样严格的心理训练。

最后，宇航员们还必须拥有庞大的知识储备。这其中，基础理论知识就包括天文、地理、气象、大气物理、飞行力学、计算机、无线电导航、领航、火箭和航天器构造，以及航太医学和救护知识。

除此之还，他们还需要学习载人飞船驾驶和在空间站进行各种科学实验的相关专业知识。光理解这些知识是不够的，他们还要牢记在心，能熟练运用。这一切，没有坚强的毅力也是学不下来的。

经过数年艰苦的训练和学习后，如果一个宇航员有幸被选中去执行太空任务时，等待他们的首先不是什么美妙的太空旅行，而是生死的考验。

因为载人火箭的死亡率远远超过人类其他所有的交通工具。自 1961 年人类首次进入太空以来，已有多达 22 名宇航员牺牲在这太空征途之上了。

当宇航员经历千辛万苦进入太空战后，迎接他们的不光有在轨宇航员们的笑脸，还有太空辐射和零重力的生活环境。

外太空的各种射线是植物学家将各种种子送上太空的主要原因。因为这些射线很可能使种子变异，成为更优良的品种。

但是，对于宇航员的身体细胞而言，太空辐射更多的是产生不好的变异细胞，这其中就有许多癌细胞。宇航员们不得不依赖一些药物和自身强大的免疫细胞将这些变异细胞一一清除。

虽然太空站长期而稳定的零重力环境是许多科学家梦寐以求的实验条件，但它对宇航员们的身体极其不友好。

由于地球重力的消失，位于太空中的人体血液会重新进行分布。其结果是宇航员下肢供血大大减少，而胸部和头部的血液量超出正常。这让他们感觉非常地不舒服。

另外，由于宇航员在太空站只要动动手指头就能像气球一样飘来飘去，非常地省力。因此，浑身的肌肉，尤其是下肢的肌肉就失去了用武之地。时间一长，这些肌肉就会因为血液供应量大大减少而萎缩了。这也是宇航员返回地球时，从回收舱出来后必须让人抬着走的主要原因之一。

大量肌肉的萎缩是宇航员们回到地球后必须面对的一个难题。肌肉恢复的过程非常漫长。因此，科学家们也想了不少的办法。

第一个办法是让宇航员们天天坚持肌肉锻炼。但由于太空站特殊的零重力环境，他们每天必须锻炼两个小时以上。即便如此，他们锻炼的效果也不够好。

在太空站中，宇航员们的时间是非常宝贵的。这两个小时本可用于更多的科学实验，但却不得不用来做一些无聊的机械运动。

另外，这些运动器械也相对的较重，极大了推高了火箭的发射成本。如果以后要进行更加遥远的载人火星登陆，携带大型的运动设备更是难以想象了。

为此，以美国为首的科学家们想出了用电流刺激肌肉的方法。这种办法确实能产生较强的肌肉疲劳来对抗肌肉流失的问题。

但是，电极必须准确的贴在肌肉两端的控制神经上。因此，这种方法只能对位于体表的肌肉起一些作用，对于更重要一些的深层肌肉则无能为力了。

此外，他们用于刺激肌肉的电流强度也很大，可以高达300毫安。这已远远超过了公认的人体安全电流值——10毫安。

每次宇航员们用电流锻炼肌肉时，他们身体的感受可能像受刑一样。这也许会让他们想起谍战片或恐怖片中用电流折磨人的场景。

　　当这些科学家们为肌肉流失问题绞尽脑汁时，中国的专家们也没闲着。

　　天津中药大学的郭义教授领导的团队，根据中医经络理论，研发出了便携式穴位刺激装置。自神舟十三号飞船开始，我们中国人研发的电刺激装置就开始走入太空站，帮助宇航员维持他们的肌肉健康，并取得了良好的效果。

　　郭教授他们的电极不是贴在肌肉的两端，而是在穴位上。使用的电流强度也只有 0.5 至 5 毫安之间。电针理疗时，航天员全会感到热麻酸胀之类的针灸的气感，但这并不怎么难受。他们可以在休闲时间，一边进行电针理疗，一边愉快地看电影或听音乐。

　　中医电针理疗时，电极输出的电流为脉冲电流。其频率一般为 0 至 100 赫兹。脉冲电流的波形可以是正弦波、方波、锯齿波或不规则波。其电压的大小可以高达几十伏。

　　如果理疗时选择的电压值越大，则相应的电流强度就必须越小。比如电压为 50 伏时，电流常常不到 1 毫安，不然就会产生强烈的痛感。

　　由于脉冲电流的电压不停地变化，因此在电极导线中行进的电荷必然做的是变速线性运动。根据电磁学的原理，这变化的运动电场就会在电极四周激发出与脉冲电流相同频率的电磁波。

　　由此可见，当电针理疗开始后，从穴位处输入人体经络的不光有微弱的脉冲电流，还有伴生的电磁波。

　　那到底是电流还是电磁波对人体产生了正面的治疗效果呢？

假设流经经络的脉冲电流是起治疗作用的因素。那可以合理推测，如果改用电压恒定的直流电也应该起作用。但是，研究表明直流电却没有什么治疗效果。

电压恒定的直流电只能在四周产生静态的磁场，而不能激发出可以传播的电磁波。所以，脉冲电流激发的伴生电磁波才可能是治疗疾病的功臣。

当宇航员进行中医的电针理疗后，向经络输入的电磁波使得肌肉萎缩得到了较大的改善。这说明输入的电磁波极大的促进了血液流动，因为充足的血液供应是肌肉生长的前提条件。

而乌克兰物理学家谢尔盖·西吉科的电磁波实验表明，经络中流动的"气"是一种电磁波。因此，"电磁波促进了血液的流动"这句话，又可以表述成："气是血行的动力"。

用更加中医的语言来讲的话，那就是："气为血之帅"。

能靠光续命的细胞

　　心脏是人体中最重要的器官。之所以这么重要，是因为它负责向全身输送血液这项工作。而血液中的氧气和营养物质是每个细胞赖以生存的物质基础。因此，中医将心脏称为："君主之官"。

　　但不幸的是，有些人的心脏却出了难以治愈的毛病，比如先天性的瓣膜关闭不严。他们要么无奈地接受病魔的折磨，要么换个心脏。

　　说到换心脏，高昂的手术费还不是最大的问题。比这更要紧的问题是，心脏的来源不好找。

　　一般人平常捐点血，甚至捐点骨髓都是可以的。但心脏太宝贵了，从没有人活着捐心脏的，除非他因为某种原因非正常死亡了。所以绝大多数想换心脏的人不得不排很长时间的队，等待那些稀缺的资源。

　　现在，随着科学技术的发展，想换心脏的病人多了一个选择，那就是人工心脏。

　　西医的《生理学》认为心脏像一个水泵一样，源源不断的把血液送入血管系统。根据心脏每次跳到时喷射到主动脉里血液的压力和体积，西医测算出心脏泵血的功率为1.7瓦左右。而且认为心脏泵血的推送动力是动脉血液前行的唯一动力。

　　根据这个工作原理，科技工作者设计出了人工心脏。但临床发现，这种人工心脏的功率必须大至30多瓦才能勉强把血液送至全身。如果人工心脏只有几瓦的话，则根本推不动血液。

　　这个临床结果可以反证西医心脏泵推血液的理论是不完备的。它一定忽略了其他推血前行的因素。

　　每个有心跳的人都会有脉搏。这脉搏是由于人心脏跳动而产生的振动波沿着动脉血管壁向前传播而产生的。但装了人工心脏的人却没有脉搏。因为他们的人工心脏只会泵血而不会跳动。因此，动脉血管中也就没有振动波的传播了。

　　人类心脏跳动而产生的能量中的一部分像水泵一样推血前行。而另一部分能量则会引起与心脏相连的主动脉的振动。这部分能量以振动波的形式在富有弹性的动脉血管壁中前行。

　　血管壁的这种上下起伏振动，极似肠道平滑肌的各部分依次有节律地收缩和放松。从整体上看，就像一个振动波传了过去。

　　肠壁的节律性的起伏运动能推动肠道的内容物前行。则血管壁的这种上下振动也是推动血液前行的一个动力。

　　因此，心脏所作的功应该包含泵血所做的 1.7 瓦和引起主动脉血管壁振动这两部分。而且动脉血液前行的动力也至少有两个，一是心脏的泵血推动力，二是血管振动的推动力。

　　被这两种推动力推动的血液在行进时，必须要面对血管内壁对血液流动产生的阻力。因此，这两种推动力所带有的能量一定会用来克服阻力做功，而逐渐减弱。

　　尤其是当血液流至血管分叉口时，流动阻力大增，血液流速减慢。如果这个时候没有外援上场推血液一把的话，过不了几处岔口血液就慢慢走不动了。

　　实验观察发现，在动脉血管分叉处的脉压神奇地变大了。这意味着某种机制在此处向动脉血管壁的细胞输入了额外的能量，让它们跳动得更欢了。而且这种跳动还是一种主动的跳动。

正是由于这个无名英雄给血管壁持续的输入能量，才使得血液有可能克服这长达几万公里的动脉血管内壁的阻力，流向全身各处。

鉴于人体内情况的复杂性和目前科学技术手段的局限性，想要直接用科学实验的方法寻找这这位无名英雄的困难相当大。

中医在几千年针灸治病的医学实践中发现，当人某处经络受阻气行不畅时，这处的血液也就停滞不前。缺乏新鲜血液供应的神经组织就会向大脑发出疼痛的信号，以引起我们的重视。

在中医大夫用针灸技法疏通经络的淤阻之后，气通则血行，疼痛也就随时消失了。因此，中医用"气为血之帅"来描述这种气对血的推动作用。

科学研究表明，经络中的气应该是一种具有能量的电磁波。那电磁波能被血管壁的平滑肌细胞直接吸收和利用来推动血液前行吗？

《人体生理学》对此的回答是不能。因为它认为细胞的能量来源于血液送来的氧气和营养物质，而且这是唯一地途径。

2022 年，美国罗切斯特大学的 Andrew Wojtovich 教授领导的科学团队在《自然·衰老》（Nature·Aging）杂志上发表了他们的最新研究成果。他们利用光能成功的延长了秀丽隐杆线虫细胞 30%的寿命。

可见光是波长大约在 400～760nm 之间的电磁波，这说明动物的细胞在特定条件下，是能够直接利用某种电磁波的能量的。

以此类推的话，那人类细胞也很可能直接利用经络中送来的电磁波的能量。作为能进行收缩和舒张运动的血管平滑肌，当它接收到电磁波的能量后，是不是应该跳的更有劲，从而推动血液进一步前行呢？

　　近年来，通过利用 40Hz 颅交流电刺激（transcranial alternating current stimulation，tACS）的方式来改善特定大脑功能的研究引起学者们的广泛关注。多国科学家的研究表明 40Hz-tACS 可以有效提高健康人群的认知水平，比如，视觉和听觉的感知力，记忆力以及智力等。

　　2021 年，意大利的学者 Giulia Sprugnoli 等对 15 例阿尔茨海默病患者进行 2 周或 4 周的颞叶 tACS（40Hz，4mA）治疗，每次 1h。结果发现经 tACS 治疗后，患者双侧颞叶的血流灌注显著增加。此论文发表于 Alzheimers Res Ther，2021，13：203。

　　tACS 是一种非侵入性的脑刺激方式，其通过两个或多个头皮电极向大脑皮层施加微弱的正弦波电流，来调节大脑的内部功能。这其实与中医的电针理疗或电针麻醉非常相似。

　　根据前文《气为血之帅》的推论，当 tACS 治疗开始后，从头皮输入大脑的不光有微弱的正弦波电流，还会有伴生的频率为 40Hz 的电磁波。

　　2015 年，澳大利亚学者 Kate Hoy 等对青年人的大脑背外侧前额叶皮层分三组进行刺激治疗，分别为 40Hz-tACS 组、tDCS 组和假 tDCS 组，每次 20min。tDCS 是 Transcranial Direct Current Stimulation 的缩写，它是一种直流电刺激，且不会产生伴生电磁波。

　　最后，Kate Hoy 等人的研究发现，交流电刺激的 tACS 明显改善了大脑的功能，而直流电刺激的 tDCS 却没有什么作用。该成果发表于《大脑与认知》杂志（Brain and Cognition，2015，101：51-56）。

由此可见，输入大脑的电磁波应该是治疗产生效果的功臣，而不是电流。因此，Giulia Sprugnoli 等人的研究可以说明，40Hz 的电磁波能有效地推动大脑中血液的流动。

虽然，要最终得出"气推动了血液的运行"的结论还需要更多的科学研究。但是，随着科学家们不懈的努力，也许几年或几十年之后，中医学的"气为血之帅"所揭示的真相："电磁波也是血液前行的动力之一"，也许会被正式写入《人体生理学》。

人体的第二循环系统

细胞是我们熟知的一个东西。虽然绝大多数人没有亲眼看见过它，但它却是构成人体形态，结构和功能的最基本的单位。

形态相似和功能相关的细胞，借助细胞间质结合起来而构成的结构就叫组织。几种组织结合起来，共同执行某一种特定功能，就构成了器官。

若干个功能相关的器官联合起来，共同完成某一特定的连续性生理功能，这就形成了系统。最后几个系统合在一起就构成了人体。

根据《人体生理学》，人体中共有九个大系统，分别执行不同的功能。它们分别是：运动系统、消化系统、呼吸系统、泌尿系统、生殖系统、内分泌系统、免疫系统、神经系统和循环系统。

其中，循环系统指的是由心血管组成的血液循环系统。它的主要任务是将氧气何营养物质输送给每个细胞，并将人体产生的新陈代谢产物运走。另外淋巴系统也是循环系统的一小部分，它是静脉血回流的有效补充。

西医认为这九大系统完美地描述了人体的全部功能。但事实上，西医的理论可能并不完备。

经过科学家们近几十年对经络的研究发现，我们人体内还有一个不同的循环系统，那就是经络循环系统。这个系统中的经络极可能是低电阻低声阻低光阻的体液通道，而在经络中运行的气则应该是能提供能量的电磁波。

西医理论的九大系统中的每一个都是静态系统,都是由实实在在的细胞、组织和器官所构成。通过尸体解剖,我们都能够发现它们的存在。

而经络系统不是个静态系统,它是个动态系统。有人用物理学中耗散结构的概念来描述它。耗散结构的理论比较抽象,但实际生活中的例子却不少,比如天空中的闪电。

当闪电划破天空时,它的形态是电荷流动的路径。一旦这个闪电的能量耗完了,闪电的路径也就消散不见了。如果想一直有这个闪电,就必须持续地向这个系统注入能量。所以,这个系统的两个关键词就是耗能和消散。

人体的经络系统也是这样。人体内产生的气沿着体液构成的经络线路周游全身,为每个细胞提供能量。一旦生命之火熄灭,人体内的气也就不存在了,经络也就随之消散。这也就是为什么西医通过解剖不能发现经络系统的根本原因。

中医认为人活着的时候,气源自于肺。请注意,这里所指的"气"不是空气的"气",而是在经络里运行的一种电磁波。

肺产生的气会首先沿着处于手臂里侧上部的手太阴肺经,从胸部出发行走至手部。再沿着手臂外侧上部的手阳明大肠经行进到头部。接下来再从头部沿足阳明胃经通过胸腔、腹部和大腿前部外侧传至脚部。最后沿足太阴脾经从腿部回到腹腔,完成一个小循环。

下个小循环是沿着手少阴心经——手太阳小肠经——足太阳膀胱经——足少阴肾经的顺序,完成从腹腔到手,从手到头,再从头到脚,最后从脚再回到腹腔的整个过程。

最后一个小循环是手厥阴心包经——手少阳阳三焦经——足少阳胆经——足厥阴肝经。这个小循环完成后，气就又回到了它的起源之处——肺脏。

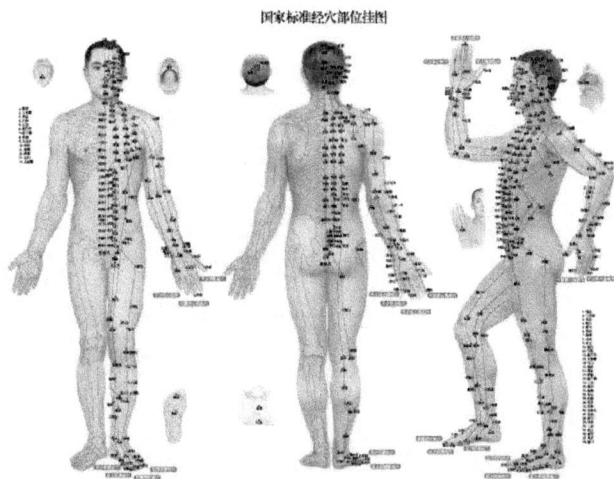

国家标准经穴部位挂图

这三个小循环，共十二条经络，构成了气在人体的主体循环。这其中，大肠经、胃经、小肠经、膀胱经、三焦经和胆经属于阳经。肺经、脾经、心经、肾经、心包经和肝经属于阴经。

每条经络都有一个主分支，叫经别。它通向各自所在的脏腑。比如胃经的经别走向胃，心经的经别连着心。

肺生成的气会沿着十二经别首先供应五脏六腑。毕竟相较于肌肉骨骼等组织器官来说，它们更重要一些。当然，十二经别并不停止于对应的五脏六腑，它们会接着在体内穿行，连接到对应的下一个经脉上去。

当身在外地的人自驾回农村老家过年时，都先要走高速公路，再转到省际公路、县级公路、乡村公路，最后由村前的那条老路到达最终的目的地。

在十二正经中运行的气也必然要下高速，进入十二经筋，为肌肉骨骼提供能量。然后再进入更加细小的网络结构——十二皮布，把气送往四肢末梢的组织细胞。

此外，位于人体脊椎正中的督脉连接着六条阳经。它像一个蓄气池一样，调节着所有阳经中的气的多寡。

如果某阳经中气过足了，则多余的气就会进入督脉存起来。若某阳经中气不足的话，督脉则把蓄积的气送过去，维持身体的正常功能。

同样，位于人体腹部正中线的任脉，是连接六条阴经的枢纽水库。它时时调节着的各个阴经中气的平衡。所以任督二脉的通畅对身体健康意义重大，这也是许多人梦想打通任督二脉的原因。

属于奇经八脉的任督二脉有自己独立的穴位，但其他六根奇经：冲脉、带脉、阴跷脉、阳跷脉、阴维脉和阳维脉，都没有自己独立的穴位。它们是十二正经中气在经与经之间串门时的通道。这些通道对十二正经中气的平衡也起着微调的作用。

比如，带脉共有四个不同的穴位，分别是：章门穴、带脉穴、五枢穴和维道穴。其中，章门穴属于足厥阴肝经，另外的三个穴位属于足少阳胆经。因此，带脉就能够调节肝经和胆经中气的多寡。

十二正经首尾相连接，宛如一条来回盘绕的长龙。这不同经络之间的连接在头部和腹腔较容易完成，但在手脚之处可能要困难些。为此，人体进化出了络脉来帮助完成经络之间的连接。

比如，手太阴肺经在列缺穴处有一络脉联向手阳明大肠经。而手阳明大肠经的偏历穴处有一络脉连结回手太阴肺经。

　　络脉共有 15 条。除了十二正经之间的十二条外，还有任脉在鸠尾穴处的络脉，督脉在长强穴处的络脉，和脾经搞特殊化而存在的第二条络脉——大包穴络脉。

　　当然，每个络脉并不是一条脉，它还有分支和分支的分支，分别是孙络和浮络。

　　人体依靠血液循环系统中大大小小的血管将血液送往全身各处的组织细胞。经络系统也是一样，这些分布全身、大小不一的各种经脉也这样组成了一个完整的循环系统。把气这种具有能量属性的电磁波送往全身各处。

　　经络系统中的一部分气会被组织细胞消耗掉，剩下的气则接着在十二正经的主干道里循环往复。与此同时，肺还会不断的制造新的气注入经络系统，来维持气的供应。

　　这就是我们人体的第二循环系统。

中医大夫的火眼金睛

大家都听说过"管中窥豹，可见一斑"这句话。另外，还有一句和它很相似的话是："窥一斑，知全豹"。这两句话都在讨论"一斑"和"窥豹"，只是它们的词序有些不同。因此，有时让人不能一下子分清它们的区别。

"管中窥豹，可见一斑"出自南朝·宋·刘义庆《世说新语·方正》。它形容一个人看事情不全面，只看到了一部分。这说明此人的思维简单而狭隘。

当具有这种思维模式的人看到一个大大的豹斑时，他得到的信息是：这是一个很大的豹斑。

而出自于明朝朱舜水《藤浩之字伯养说》的"窥一斑，知全豹"的意思则完全相反，它形容一个人可以从观察到的部分现象推测出事情的全貌。这是一种发散的思维能力。

而当具有这种思维能力的人看到一个大大的豹斑时，他得到的信息是：这是一个很大的豹子。

很显然，"窥一斑，知全豹"比"管中窥豹，可见一斑"强太多了。

还有一种思维能力与这个发散式的思维能力同样重要，它就是：透过现象看本质。

现象指是事物的外在表现，大家可以通过感官来感知。而本质则是事物的内在的根本性质，它需要通过理性思维才能获得。

由于事物的现象是它本质在外部的表现，因此，我们就有了透过现象看见本质的可能性了。

透过现象看本质的能力是人人都想拥有的能力，但这却不容易，因为我们需要越过两个坎。

　　第一个坎是人的思维捷径。虽然人类是具有极强思维能力的高等动物，但懒惰却是我们的天性。

　　在遇到一个问题的时候，大脑会直接走捷径来调取我们以往的经验来得出结论，从而减少思考。这就是想当然的思维方式，其结果就是往往看不到真正的本质。

　　要越过这个坎并不太难，需要我们时时刻刻多问自己几个为什么。

　　第二个坎是人的认知盲区。如果我们的知识范围不够广，知识深度不够深，那我们就会有许多认知盲区。而这些盲区就会大大降低我们透过现象找到本质的可能。

　　要越过这第二个坎也不难，只要平时多学习多思考就行了。

　　当一个人生了病，就会表现出许多症状来。这内在的病就是事物的本质，而外在的症状则是现象。因此，中医大夫诊断疾病就是一个透过现象看本质的过程。

　　这个过程的第一步是观察现象，收集症状。中医会使用望、闻、问、切这四种技术来确保获得所有有价值的信息，无一遗漏。

　　这诊病的第二步则是大夫利用他那没有中医认知盲区的大脑，进行为什么式的积极思考，从而通过症状找到内在的疾病。

　　这整个过程可以用《黄帝内经》中的话，"视其外应，以知其内藏，则知所病矣"来概括。

　　当然了，在这个诊病的过程中，"窥一斑，知全豹"的发散式思维能力也是不可缺少的。

　　总之，一个有经验的好中医一定具有一双火眼金睛，他不仅能够窥一斑而知全豹，而且还能观一叶而知秋至。

望而知之谓之神

大家都知道扁鹊三见蔡桓公的故事。之所以扁鹊被称为神医，是因为扁鹊仅凭眼睛看，就能发现蔡桓公的疾病。并且还准确地预见了他的疾病的发展及其死亡得到来。

扁鹊真正地做到了《难经》所说的："望而知之谓之神"。

当时的老百姓之所以将扁鹊视为神人下凡，这是因为他们不懂中医的望诊，有认知盲区。

中医诊病的第一步就是通过用眼睛来"望"。而望的第一个目标是"神"。

中医所说的神也就是我们通常所说的神气，是人体一切生命活动的外在表现。它往往反映了人体脏腑功能的状况，以及人的精神、意识、思维和情志活动。

如果一个人思维敏捷、言语清晰、精神焕发，这是"得神"的表现。这说明此人身体健康没有疾病。即使有病，也说明脏腑正气未伤，病情较轻。

如果一个人思维迟钝、目光呆滞、少气乏力，这是"少神"的表现。中医就认为病人精气不足，或正气轻度受损，脏腑功能减退。病情一般不会很严重。

如果一个人意识模糊、语无伦次、表情淡漠，这是"失神"的表现。中医认为此人体内精气大伤、脏腑功能衰竭。说明病情已到严重阶段，预后不良。

如果一个人焦虑恐惧、淡漠痴呆、狂躁不安和神昏谵妄，这是"神乱"的表现。中医认为神乱多见于癫、狂、痴、脏躁等病人。

望神这一步是在病人和大夫刚一打照面的一两秒钟就完成了。这之后，大夫就开始望形体了。

人的形体组织内合五脏，比如，脾主肌肉、肾主骨、肝主筋、肺主皮毛。因此，望形体可以推测内脏精气的盛衰。内盛则外强，内衰则外弱。

比如，肌肉坚实、动作灵活、精力充沛者多精气充足、身体健康。

如果病人体胖身肿、肉松皮缓、动作笨拙、动则气喘，这是阳气不足、多痰多湿的表现

再比如，体形瘦削，且饭量很少，属脾胃不佳，中气不足。而体形瘦削，但饭量大且容易有饥饿感，属中焦有火。

望完形体，当病人迈步走向大夫时，大夫就要望姿态了。

正常人的姿态是舒适自然，运动自如，反应灵敏，行住坐卧各随所愿。但当一人得了病，就可能表现出不同于正常人的各种异常表现。

比如，唇、睑、指、趾颤动，见于外感热病，多是热极生风的先兆。四肢抽搐或拘挛，项背强直，角弓反张，属于痉病。战栗则常见于疟疾发作，或外感邪正相争欲作战汗之兆。手足软弱无力，行动不灵而无痛，是为痿证。关节肿大或痛，以致肢体行动困难，是为痹证。

又比如，以手护腹，行则前倾，弯腰屈背，多为腹痛。以手护腰，腰背板直，转动艰难，不得俯仰，多为腰腿痛。行走之际，突然停步，以手护心，不敢行动，多为真心痛。蹙额捧头，多为头痛……

等大夫望完姿态，病人也差不多走到医生跟前了。这个时候大夫就应该请病人坐下，好近距离地望病人的面色。望面色，是指观察面部的颜色和光泽，即色泽。

《灵枢·邪气脏腑病形》中说："十二经脉，三百六十五络，其血气皆上注于面而走空窍"。所以，面部的色泽，反映了脏腑经络气血盛衰。

咱们中国人的正常面色是微黄红润，但由于禀赋有异，方域有别，以及季节、气候、职业的不同，我们的面色也略有差异，或偏于黑或偏于白。只要是色现明润，即为正常之面色。但生病之人常常会出现明显的脸色异常。

当一个人的脸上带有明显的青色时，他体内很可能或阴寒内盛，或经脉瘀阻，或心腹疼痛。

若病人面色红赤，说明他体内热盛。如果久病重病之人出现红赤如妆者，则多为戴阳证，为虚阳上越之征。这是病难治的征兆。

面色萎黄者，是脾虚、湿郁的征象。黄而鲜明如橘子色者，为阳黄，多因湿热。黄而晦暗如烟薰者，为阴黄，多为寒湿所致。黄而略带瘀色者，为蓄血发黄。而面、目、身俱黄者，则是黄疸病。

如果病人面色发白，则可能是气血不能上荣头面所致。此时病人或阳虚不能温血行血，或久病气血两亏，或亡血气脱，或阴寒过盛之剧痛，或恶寒战慄等。

黑色则常常揭示病人体内有肾虚、寒证、瘀血和水饮之症。比如，面黑而干焦，多是肾阴虚的表现。眼眶周围发黑，多是肾虚水饮或寒湿带下的结果。而面色黧黑、肌肤甲错，则多是瘀血的具体体现。

所以，生了病想去看中医的女士们千万不要化任何的妆。不然要么大夫会得到错误信息，要么大夫不得不跳过望面色这一步。

除了以上的望神、望形体、望姿态和望面色，还有重要的一望：望舌。

望舌，又称舌诊，就是观察舌象（包括舌形、舌质、舌苔）的变化。由于心开窍于舌，舌又为脾之外候；另外，五脏六腑之经脉也直接或间接地与舌相通，所以，舌象的变化与脏腑和经络的病证直接相关。

正常人的舌头是淡红舌薄白苔，而各种各样的病人之舌则呈现出五花八门的样貌。

望舌分两部分，一是望舌苔，二是看舌质。而望舌苔也分两部分：苔色和苔质。

病舌的苔色主要有四种：白、黄、灰、黑。苔色由白而黄，而灰而黑的变化，常常是病邪由表及里，逐渐深入的反映。

白苔多主表证、寒证。若舌上白苔满布，如白粉堆积，抚之不燥，为积粉苔，常见于瘟疫，为外感秽浊之气，毒热内盛所致，亦见于内痈。

黄苔主里证、热证。一般来说，黄色之深浅，表示热邪之轻重，焦黄则热结。舌苔由白转黄，则说明外邪由表入里而化热。

灰苔主里证，见于里热证或寒湿证。灰苔滑润，为寒邪内阻，或痰饮内停。灰苔干燥多为热盛津伤，或阴虚火旺。

黑苔多由灰苔或焦黄苔发展而来，常见于疾病的严重阶段。所以黑苔更是主里证，它主热极或寒盛。黑苔燥裂，甚则苔生芒刺，多为热极津枯。黑苔滑润，多为阳虚寒盛。

苔质则是指舌苔的厚薄、润燥，腐腻、剥脱、有根无根。

苔的厚薄反映了病邪的轻重及病情的进退。薄苔多为疾病初起，病邪在表，病情较轻；而厚苔多为病邪在里，病情较重，或内有食饮痰湿积滞。

正常舌苔是滋润的，为津液上承的正常之象。所以，舌苔的润燥就能反映津液的盈亏。苔燥，甚则粗糙起刺，为津液亏耗，或阳虚不能化津上承；舌苔滑湿，多为水湿内停。

若苔如腐渣，揩之即去，是胃中浊腐之气上升的结果；苔腻时，舌面多有盖一层粘液，剥之不去。这多为痰饮湿浊食积所致。

如果舌苔消失，舌面光洁如镜，称镜面舌，系胃之气阴大伤所致。若舌苔局部脱落，剥脱处光滑无苔，称为花剥舌，也属胃之气阴两伤之征。

正常的舌苔刮之不去，舌苔与舌体如同一体，称为有根苔，又叫真苔。但若舌苔如同涂在舌上，刮之即去，则称为无根苔，又称假苔。它表示胃气已衰，主虚证、寒证。

看完舌苔再看舌质。观舌质也包括两部分：舌质颜色和舌体形态。正常舌质呈淡红色而润泽，舌体柔软而灵活。

如果舌质颜色淡白，浅于正常的淡红色，则为阳虚、气血不足，不能温养于舌所致，常常见于阳虚寒证及血虚病证。

若舌色深于正常，为红色，则是热盛而气血充溢所致，常见于里实热证，也见于阴虚内热证

假如舌色深红，则为绛舌。这多见于温病的热入营血阶段；如果是内伤杂病，则见于久病、重病之阴虚火旺。

若舌色暗红呈紫色，则为紫舌。绛紫而干，为邪热亢盛，阴津耗伤，气血郁滞之征。淡紫或青紫而湿润，为阴寒内盛，血脉瘀滞。舌上有紫色斑点，称为瘀斑、瘀点，多为血瘀之证。

观察舌体形态，主要是观察舌体胖瘦老嫩，有无裂纹齿痕，以及舌体运动状态等。

舌体胖大而嫩，舌质色淡，为多属脾肾阳虚，水湿不化。舌体胖大，肿胀满口，舌质色红，多属心脾热盛，气血壅滞。舌体胖大青紫，多见于中毒。齿痕舌常与胖大舌并见，多属脾虚。

舌体瘦瘪，是阴血不足，不能充养舌体所致。舌体瘦薄色淡，为气血两虚。舌体瘦薄而干，舌质红绛，为阴虚火旺，或津液耗伤。

若舌上可见有明显裂纹，多为津血亏损，舌体失于滋润。舌质红绛而有裂纹，多为热盛津伤；舌质淡白而有裂纹，则为血虚。

如果舌体强硬，不能屈伸转动。常常见于温病的热入心包，痰浊内阻，或壮热伤阴；若见于内伤杂病，则多为中风征兆。

若舌体痿弱无力，多属气血津液大亏，筋脉失养。久病舌淡而痿，是气血两亏。舌绛而痿，是阴津亏极。新病舌质干红而痿，为热盛伤阴。

如果舌体颤动、不由自主，则为气血两虚，或肝风内动。外感热病时，多为热极生风。

若舌伸长，吐出口外不收回，为吐舌。如果舌时而伸出口外，立即收回，如此反复，或舌舔口唇，为弄舌。这两者均属心脾有热。吐舌也见于疫毒攻心，或正气已绝。弄舌，还可能是动风先兆，或小儿脾燥。

若舌体向一侧偏斜，多为中风，或中风先兆。

若舌体收缩，不能伸展，多为重危病候。舌淡湿润而缩，多为寒凝筋脉。舌质红干短缩，为热病伤津。舌胖而短缩，是痰湿内阻。凡舌体短缩强硬，均属危候。

此外，有必要时大夫还有必要去望皮肤，看看皮肤上有无红肿，斑疹，或是痈疽疔疖。

而有的大夫还会去专门望五官，比如目诊，从中挖掘更多的有用信息。

总之，中医的望诊是一种简单易行又非常有效的诊病手段。它是大夫们的必备本领，也是我们寻常人可以学一学的技艺。有了它，我们就可以时不时给自己做个小体检。也可以经常望望家人，朋友和同事，必要的时候也给他们提个醒。

闻而知之谓之圣

中文的"闻"字有两个意思，一是用耳朵去听，另一个是用鼻子去嗅。因此，中医的闻诊也包括耳听和鼻嗅两个方面。

由于人体发出的声音和气味的异常变化在一定程度上可以反映内部脏腑的病变，所以大夫就可以通过闻其音、嗅其味推断出病位、病性等有价值的信息了。

诊病时，当病人一开口说话，大夫就有可能发觉病人的声音有异常。

比如，病人语声低微、细弱懒言、声音断续，这提示是阴证、虚证、寒证。如果病人语声高亢有力、声音连续，则提示是阳证、实证、热证。另外，语声重浊还可能是外感风寒，湿浊阻肺，或鼻疾。

如果病人在说话的过程中发出的长吁或短叹声，中医称之为太息。太息常常提示病人情志不遂，肝气郁结。

身有疼痛的病人经常会不由自主地发出的痛苦哼哼声。呻吟声高亢有力者为实证、剧痛，呻吟声低微无力则应该是久病、虚证。

有的人病后会突然说不出话来，此为音哑或失音。新病之人的失音多是实证，比如是风寒、风热或痰浊。久病多虚之人失音则提示肺肾两虚。

另外，暴怒呼喊或持续喧讲会气阴耗伤而导致失音，消停一阵子就好了。而妊娠失音，中医称子喑，也是一种正常生理现象，产后自愈，无需治疗。

有的人声音虽然正常，但他的言语一听就知道不正常。

如果病人神志不清、语无伦次、声高而有力，中医称之为谵语。此多为实热或痰热扰乱心神所导致的病变。如果病人神志不清、语言重复、时断时续、语声低弱模糊，则为郑声。通常是由于心气大伤，精神涣散所导致。

如果病人自言自语，喃喃不休，见人语止，此为独语。独语主要因为心气不足，神失所养或痰气郁结，阻塞心窍所引起。如果病人精神错乱、语无伦次、狂躁妄言，则是狂语。狂语是痰火扰乱心神所致。

再比如，有人语言错乱、语后自知言错，这叫错语。错语可能是由于心气不足神失所养，或是痰湿、瘀血、气滞阻塞心窍所致。

还有的人神志清楚、思维正常，但吐字不清。中医称这个为言謇。这主要见于风痰阻络的中风先兆或中风后遗症。

我们除了说话这种主动发声外，还有许多被动发声。其中之一就是呼吸声。一般人的呼吸通畅均匀，而没有什么声音。但一旦身体出现了问题，呼吸之声也就不正常了。

比如，有的病人呼吸困难，短促急迫，甚则张口抬肩，鼻翼煽动，不能平卧。这种呼吸异常叫喘。喘的病位主要与肺和心有关，严重的还涉及到脾和肾。

又比如，有人在呼吸气喘的同时，喉咙间还有哮鸣音，这就是哮喘。这很可能是由于宿痰内伏又感受外邪诱发，或因为久居寒湿之地又过食酸咸生冷而诱发。

如果病人自觉呼吸短促而不相接续，气短不足以息，中医称之为短气。短气的表现是喘而不抬肩，气急而无痰声。它常常揭示病人体质衰弱，元气虚损，或是内有痰饮、胃肠积滞。

又如果病人呼吸微弱短促而声低，气少不足以息，言语无力，则病人很可能久病体虚或是肺肾气虚。

另一种被动发声是咳嗽。中医认为有声无痰为咳，有痰无声为嗽，有痰有声才叫咳嗽。但正常的人不会咳嗽，所以咳嗽会反映出许多病理信息。

比如，咳声重浊紧闷，多由于外感风寒或痰湿阻肺，肺失宣降所致。

又比如，咳声轻清低微，多由于肺气虚损，失于宣降所引起。

再比如，咳声不扬，痰黄稠难咯，则是多由于热邪犯肺，肺津被灼伤所导致。

如果咳有痰声，痰多易咯，多为痰湿阻肺

如果干咳无痰，或痰少，多为燥邪犯肺或阴虚肺燥。

假如咳声短促，呈阵发性、痉挛性，声响连续不断，咳后有鸡啼样回声，这叫顿咳，又称百日咳。常见于小儿。多因风邪与痰热搏结所致。

又假如咳声如犬吠，伴语声嘶哑，吸气困难，则是白喉。它常常是病人素来肺肾阴虚，又被疫毒攻喉所致，属于传染性疾病。

还有另一种被动发声来自于胃肠系统。正常人除了饿的时候有时肚子咕咕叫，吃饱饭打个嗝之外，肠胃一般不会发出什么声音。但生了病的人不是这样。

如果有人整天一直打嗝，那就是病态的表现。中医称之为呃逆，它是由于胃气上逆而引起。

如果胃中经常有气体上出咽喉，而发出长而缓的声响，则叫嗳气。古代称为噫气。嗳气也是由于胃气上逆引起的。根据嗳气声音和气味的不同，大夫从中可以判断出疾病的虚实寒热。

比如，嗳气酸腐、兼脘腹胀满，多为宿食积滞；

再比如，嗳气随情志而增减、声响而频，多为肝气犯胃。常见于精神紧张，焦虑，生活或工作压力大的病人。

如果嗳气低沉断续、无酸腐气味、兼见纳呆少食，多为胃虚气逆。

又如果嗳气频作、无酸腐气味、兼脘痛，多为寒邪客胃。

再如果嗳气频作、脘腹冷痛，多为寒邪犯胃或胃阳亏虚。

一般情况下，人的肠道一直蠕动不停。因此，正常人每分钟会有4到5次的肠鸣音。但如果肠鸣音增多至每分钟10次以上，则是病态。

这多是因为水饮留聚于胃、中气不足、胃肠虚寒，或感受风寒湿邪所致。如果肠鸣稀少至每3到5分钟1次，这多是由于胃肠气虚气滞引起的肠道传导功能障碍。

中医除了用耳朵去听话语、呼吸、咳嗽和肠胃之声外，还会用鼻子去嗅气味，收集病情。

正常人的脏腑功能正常，气血流畅，身体就没有什么特殊的气味。但是，一旦脏腑、气血、津液出现病变，身体就会出现异常气味。

比如常有人口中会散发出的异常的气味。若口气臭秽，多为胃热。若口气酸臭并伴纳少腹胀，多为胃肠积滞，即食积。若口气腐臭、兼咳吐脓血，多是溃腐脓疡。口气臭秽难闻，牙龈腐烂者多为牙疳。

又比如，有人汗味腥膻、汗出粘稠，多为风湿热邪久蕴皮肤。若汗出臭秽，多为瘟疫或暑热火毒炽盛。如果汗出臊臭，又称狐臭，多为湿热内蕴。

正常状态下，人体排出少量痰和涕，并无异常气味。但若浊痰脓血、腥臭异常，多为热毒壅盛之肺痈。咳痰黄稠味腥，多为肺热壅盛。咳痰清稀味咸多为寒证。浊涕腥秽多为鼻渊。清涕无味多为外感风寒。

　　生病之时，呕吐物的气味也是大夫关注的对象。比如，呕吐物清稀无臭味，多胃寒。酸臭秽浊，多胃热。伴未消化食物，多食积。无酸腐味，多气滞。吐脓血腥臭，提示内有溃疡。

　　由此可见，中医闻诊提供的信息也是包罗万象的。经验丰富的大夫的闻诊技艺出神入化，能够达到《难经》所说的"闻而知之谓之圣"的地步。

　　但是，闻诊中的闻痰涕，闻呕吐物，是不太可能在大夫的诊室里当场进行的。如果想要大夫收集到完整的病情资料，能快速精准地治好我们的病，那么我们就应该提前做好这这些闻诊工作。当大夫问诊时，再告诉他们。

　　因此，作为一个重视身体健康的人，平时还是应该多学一些闻诊的知识，以备不时之需。

问诊的艺术

有人可能在一些影视剧中看见过一种中医大夫，他们仅凭切脉就能处方开药。在整个诊病过程中，从不问病人一个问题。这的确貌似神医，但却是中医界批评的对象。

《黄帝内经·素问·征四失论》中说："诊病不问其始，忧患饮食之失节，起居之过度，或伤于毒，不先言此，卒持寸口，何病能中，妄言作名，为粗所穷，此治之四失也"。

这说明中医在两千多年前，就认识到大夫仅切脉而不问诊是极不负责任的故弄玄虚。

人内在的疾病表现在外的症状非常多，其中一些症状是望诊、闻诊和切脉所不能发现的。另外，还有一些信息也可能与疾病紧密相关，如果病人不说的话，大夫永远也不会知道。

因此，历代医家都把问诊放在第一位，非常重视。

大夫问诊时，一般会先收集病人的基本信息，比如姓名、性别、年龄、民族、籍贯、婚姻、职业等。一来是男女、老幼、地域、工作的差异会有不同的生理状态和病理特点；二来也方便医者将来进行联系和随访，对诊治负责。

这之后，大夫就会进行一些一般性的提问，比如：你那儿不舒服啊？什么时候发的病？发病的原因是什么？另外，还会问发病经过、既往病史、起居环境、五味偏嗜等情况。

有时，病人知道自己最感痛苦的症状，即主要病痛。但更多时，病人会罗列一大堆病痛，自己也分不清哪一病痛最突出，更不知道病是怎么得的。

此时，医生就要结合已掌握的病情资料，对比分析，然后找出病人主要症状。再围绕与这一主症相关的脏腑、经络、气血津液等方面进行有目的针对性提问，方能在纷乱的病症中，不被困扰。

有针对性的提问主要集中在寒热、出汗、疼痛、饮食、二便、睡眠和妇女的经带胎产等方面。

寒热是疾病主要证候之一，是体内气血脏腑阴阳盛衰的外在表现。问寒热时，不仅要问患者有无怕冷或发热的感觉，还要问新久时间、轻重程度、所及部位、持续时间长短、缓解因素等。

比如，病人恶寒发热，多为外感风寒的表现。但寒不热，多为阳虚阴盛的虚寒证，或外感伤寒寒邪直中三阴。但热不寒，可能是外感发热也可能是内伤发热。寒热往来，作无定时，则为邪在半表半里之征。疟疾也有寒热往来，但休作有时，一日一发，或二、三日一发。

出汗是人体调节体温的主要手段。当人运动发热时就会汗出，平时不热时就无汗。但生病之人则不然。

比如，有人没有劳动、天也不热、衣服也没穿多，但全身却经常出汗，称为自汗。自汗在外感多见于伤寒病之中风、温病之风温（热）壅肺、暑伤津气、温热郁遏等。自汗在内伤则多见于气虚、阳虚之证，为卫阳不固，阴津不能内守而外泄。

还有人睡时汗出，醒来即止，此为盗汗。盗汗多属阴虚，阴虚则阳亢，阳亢则化热逼津外出而为汗。临床上多见于心肾阴虚之证。

有人战慄之后而汗出，此为战汗。战汗之后，病人身凉脉静，诸证悉除，此为正气胜邪。若战汗之后病人身寒肢厥、脉微欲绝、神志不清；则为正不胜邪，阳气已脱的危重之证。

有的人仅头面部有汗出，而他处无汗。头汗一见于温病湿热郁蒸于上；一见于大病之后，气虚而气不上奉于头，津液不固则汗出头面。若重病期间，突然头汗大出，多为虚阳上越欲脱之危象。

还有的人只是半身汗出，或左半身或右半身，或上半身或下半身。这可能是气血亏虚，或痰湿痹阻经络，又或是营卫不调。应谨防中风的发生。

疼痛也是临床常见症状之一，许多病证均可出现疼痛。但不论怎样的疼痛，产生的病机均为脏腑、经络气机不利。即所谓的"不通则痛"。

人类的头痛五花八门，但主要可以分为外感头痛和内伤头痛。外感头痛中的风寒头痛痛连项背，或有紧束感。风热头痛，则头胀而痛，发热重。而风湿头痛，则头重而痛，首如裹。

另外，根据头痛部位不同，外感头痛又有三阳头痛及厥阴头痛之分。太阳头痛，痛在脑后，连及项背；阳明头痛，痛在前额及眉棱骨；少阳头痛，痛在两侧；厥阴头痛，痛在巅顶。

内伤头痛中的肝阳头痛时，头晕头胀而痛，烦躁易怒。而气虚头痛，则头痛绵绵，气短乏力。阳虚头痛，会头痛绵绵，恶寒且遇冷则剧。血瘀头痛，多痛如针刺，痛而不移，舌质紫黯。血虚头痛，则头痛隐隐，面色无华。阴虚头痛，头空而痛，头晕耳鸣。痰浊头痛，头痛昏蒙而重，胸脘痞闷。

此外，还有人头痛偏于一侧，痛久不愈，反复发作。这种偏头痛主要是由于肝阳、肝火、瘀血、痰饮等因素引起。

在中医里胸部属于上焦，为心肺所居之处，所以胸痛常常是心肺病变的反映。

一般胸痛而伴有心悸息短、自汗、嗜卧懒言者，多为心气不足。胸痛并连及肩背，形寒肢冷，面色青白，自汗者，为心阳虚。发作时胸痛剧烈，有如针刺，冷汗淋漓，舌质暗红，或有瘀斑，为心血瘀阻。胸痛彻背而伴有心悸胸闷，或有喘息气短，呕吐痰涎，舌苔湿腻，为痰浊阻遏心阳；

胸痛而咯吐腥臭脓血者，为肺痈。胸痛而咳吐粘稠黄痰或咳吐暗红血痰，为痰热壅肺。胸痛为隐隐作痛，伴有潮热盗汗，痰中带血，或痰少而粘，咽干咽痛，舌质红，为肺阴虚。胸痛痞闷，咳痰多而清稀，或痰多而粘稠，气短气喘，不能平卧，为痰浊阻肺。

肋为肝胆二经分布的部位。所以，肋痛，多与肝胆二经及其所属脏腑有关。如肝气不疏，肝火郁滞，肝胆湿热，血瘀气滞以及悬饮等病变，都可引起肋痛。又由于足太阴脾与肝经交会于期门穴，与胆经交会于日月穴；同时，脾之大络大包布于胸胁，所以脾脏、脾经病也可出现肋痛肋胀症状。

胃脘痛是上腹部至心窝部疼痛，常见于肝气（火）犯胃所导致的气滞、血瘀、郁火作痛，脾胃虚寒作痛，饮食积滞作痛，或因外寒犯胃、饮食生冷所致胃寒作痛。

腹痛是泛指脐部及脐以下腹部作痛。它多与胃肠、膀胱、肝胆病有关。可见于寒积肠胃、肠胃热结、肠胃湿热、肝胆湿热、寒滞肝脉、肠胃虚寒、水饮内停、膀胱湿热，以及宿食不化、虫积、气滞血瘀等证。同时，妇女的经带胎产疾患也可产生腹痛症状。

一般而言，上腹痛多属脾胃与肝胆，脐腹痛多属于胃肠，小腹、少腹痛多病在大小肠、膀胱。走窜疼痛，痛无定处，病多为气；痛有定处，病多属血。痛而喜热，口不渴，多属寒；痛而喜凉口渴，多属热。痛而拒按属实，痛而喜按属虚；痛势急剧多实，痛势绵绵多虚。

腰为肾之府，所以腰痛一症多与肾病有关，如肾气虚、肾阳虚、肾阴虚，均有腰痛产生。另外，风寒湿邪闭阻经脉，也可使经脉气血不畅而腰痛。腰部扭打跌仆而痛，多为瘀血腰痛。肾病腰痛多为内伤属虚；痹证腰痛及外伤腰痛多为实证。

四肢痛，即痛在关节、肌肉，多因风寒湿邪闭阻经脉，使气血瘀滞所致。也见于肝脾肾三脏气血虚衰而致关节肌肉痠痛乏力。因此，四肢关节肌肉痛也有虚实之分，即风寒湿为病多实，肝脾肾为病多虚。

人的饮食情况能反映体内胃气的盛衰，津液的盈亏，所以不可不问。问饮食主要包括有无口干口渴、饮水多少、凉饮热饮及食欲情况。

口不渴，为津液未伤，多见于寒证。口干口渴，渴欲饮水，或欲冷饮，多为热盛伤阴，津液不足。口干口渴，渴欲热饮，饮而不多，或渴而不欲饮，若小便不利者，为水饮内停，不能化津上承。若小便自利者，多为温病热入营血，阴血蒸化上潮，故渴而不欲饮。此外，身无大热，而大渴引饮，同时尿多者，为消渴。

食欲减退或不欲食，多是脾胃气化失常的表现。厌恶食物或恶闻食臭，即为厌食，多见于伤食。食欲过于旺盛，食后不久即感饥饿者，往往身体反见消瘦，这是胃火炽盛。有饥饿感，但不想吃，或进食不多者，称为饥不欲食。多因胃阴不足，虚火上扰所致。而易饥多食，但大便溏泻，消化不好，属胃强脾弱。还有人嗜食生米、泥土等异物，尤多见于小儿，往往是虫积的征象。

疾病过程中，食量渐增，表示胃气渐复；食量渐减，常是脾胃气衰的表现。若久病之人，本不能食，但突然反而暴食，这是中焦脾胃之气将绝的征象，称为"除中"，也是回光返照的一种表现。

　　另外，口苦口干，多为肝胆热盛；口甜为脾热；口中有酸腐气味，多为胃有宿食化热；口淡乏味，即食而不知味，多为脾虚不运，胃气虚衰；口中泛酸（吞酸吐酸），多为肝火犯胃，或为宿食，或因胃寒。

　　正常人的大便成型而软，每日一次。但现在很多人大便干燥，排出困难，便次减少，甚至三、四日一便，这就是便秘。

　　一般人的便秘多见于热盛伤阴，肠道津亏。久病、产后及老年人之便秘，多为气虚传送无力，或血虚、阴虚燥结，或气阴两虚。阳虚寒盛，阴寒固结于肠腑，滞而不行，称为冷秘。忧愁思虑，肝气郁滞，疏泄无力，遂使大肠传送失司而为便结，称气秘。

　　有的人不便秘却大便稀溏。脾主运化水谷，胃主腐熟水谷，小肠主分清泌浊，大肠主传导糟粕。所以，大便泄泻不论是什么原因引起，最终总属脾胃、小肠、大肠的病变。这其中有脾肾阳虚之寒泄，脾胃气虚之泄泻，肠胃湿热泄泻，感受暑湿的泄泻，外感风寒的寒湿，宿食之泄泻。大便稀溏且便脓血者是痢疾。另外，每当神情紧张或发怒即腹痛腹泻者，为肝气乘脾。

　　还有的人大便形态正常，但颜色紫暗，此为便血。若血色紫暗并与粪便混杂，或为黑便，多为胃、小肠出血。而便下鲜血，而不与粪混杂者，无论在便前便后，多为大肠或肛门出血。

　　小便为人体津液所化生。中医认为肺为水之上源，且有通调水道之作用；脾主运化水湿；肾主水液转输，并司二便；膀胱为贮藏尿液的器官，而且其下口与尿道相连。所以，小便正常与否直接反映了肺、脾、肾、膀胱等脏腑气化盛衰。

　　大夫问诊时主要会询问小便的有无、次数、颜色、量之多少、清浊、小便时有无涩滞及尿痛等。

　　睡眠占据了人类生命时间的近三分之一，它对维持身体健康极其重要。但现在许多人却患上了失眠。中医认为失眠的原因是多由于心肾阴虚，或心火炽盛，或心脾两虚，或肝血虚，或胃不和。

　　与大多数人可能失眠不同，有的人却多睡嗜睡。多睡常由心脾肾三脏气虚阳虚所致。如头目昏沉而多睡，常见于痰湿阻遏，清阳不升之证；神疲欲寐，闭眼即睡，呼之即醒，或似睡非睡，多属心肾阳虚之证；怠惰乏力，食后即睡，多属脾气虚之证。

　　适龄女性都有月经、带下等生理特点。虽然很多女性觉得这些事平时很麻烦，不像男人那般省事。但是在生病时，月经和带下却能比男人提供更多的医疗信息。

　　比如，月经提前，多因邪热迫血妄行，或因气虚不能摄血。月经推后，多因寒凝气滞，血不畅行；或因血少，任脉不充；也常见于痰阻或气滞血瘀。若经期错乱，多因肝气郁滞，或因脾肾虚损，也有因瘀血积滞所致。

　　又比如，月经过多，多因血热、冲任受损，或气虚不能摄血所致。若月经过少，则多因血虚生化不足，或因寒凝、血瘀、痰湿阻滞等。

　　正常女性的月经色正红，质地不稀不稠，亦不夹杂血块。若经色淡红质稀，多为血少不荣。若经色深红质稠，属血热内炽。若经色紫暗有块，乃寒凝血滞。暗红有块，则为血瘀。

　　还有不少女性有痛经的问题。若经前或经期小腹胀痛者，多属气滞血瘀。若行经或经后小腹隐痛、腰痠痛者，乃为气血亏虚，胞脉失养所致。而小腹冷痛，遇暖则缓者，多属寒凝；

此外，正常女性的带下应是量少、乳白、而无臭的。若带下量多色白、清稀如涕，多属脾虚湿注；若带下色黄、粘稠臭秽，或伴有外阴瘙痒疼痛，多属湿热下注；若带下色赤、淋漓不断、微有臭味，多属肝经郁热；若带下晦暗、质稀薄而多、腰腹酸冷，多属肾虚。

虽然中医大夫在问诊时要时时刻刻关注疾病本身，但他们还需注意问话的技巧。

医生问诊时的语言要通俗易懂，而不用常人不知的医学名词。问诊的态度要平和友善，既不能一惊一乍吓着病人；也不能态度生硬，让人有种被审问的感觉。问诊时既不能暗示性地套问误导病人，但还要明辨是非，挖出病人的实情。

由此可见，一个如火纯青的问诊技巧就像一门艺术，并非一朝一夕可以练成的。

悬丝诊脉

人的心脏像一个会跳动的水泵，每隔一秒钟或一秒不到就跳动一次。每次跳动，心脏就将一定量的血液喷射进主动脉。

这团血像一个耗子一样在富有弹性的血管中向前奔跑。刚开始，在主动脉里的耗子个头还比较大。不一会，到了主动脉的各个分岔口，大耗子就会分身成几个小耗子，奔向人体的四面八方。

如果用手指摁在某处跳动动脉上，细心地体会指下的这个小耗子，你就能从它的大小、形态、软硬以及奔跑速度等情况来探知人体内发生了哪些变化。

比如，如果心脏出了毛病，它的跳动可能会变得忽快忽慢，或杂乱无章，或有气无力。那小耗子的状态就随之发生的改变。

又比方说，血管硬化了或身体受寒后血管变硬了，那么小耗子摸起来就有会有些硬。

如果身体发热了，则血管变软，弹性变大。我们也能从小耗子的相应变化中体会出来。

假如说血液的成分发生的变化，就像在血液中加了滑滑的肥皂水，这使得血液的粘滞系数变小了。这样，血液的流动就会变快。切脉的大夫也就会觉得手下的小耗子奔跑变得轻快无比。

……

正是由于人的脉搏能反映出体内许许多多的病理变化，中医大夫一向对脉诊非常重视。即使是在古代，男女有着授受不清的嫌疑，垫块薄丝巾，大夫也坚持要切脉。

　　至于中医大夫在皇宫中给皇后和贵妃娘娘们悬丝诊脉，这应该是影视剧的艺术加工。因为人手指的探测精度是不太可能感知出脉动在悬丝上的变化的。大家不信也罢。

三部九候

经历过中国高考的人都知道，在高中学习阶段，不光要看那几本高中教材，还有看许多参考书。尤其是那些难学的科目，比如数学、物理之类。

这种学习习惯不是有了高考后才形成的，在中国古代就是如此。当人们读《易经》、《道德经》这样难懂的经书时，也常常要买些参考书来帮助理解。

《黄帝内经》是中医书籍中的经典，它博大精深，学习难度相当大。所以成书之后不久，市面上就出现了第一部参考书——《黄帝八十一难经》，现在简称《难经》。

起初大家不知道此书为何人所做，直到唐朝杨玄超在他写的《难经》参考书——《难经注》中提出，《难经》为神医扁鹊所写。但杨先生得出的结论可能不靠谱。

现在的考古发现基本认定，《黄帝内经》成书于公元前99年到公元前26年之间的西汉时期。作为《黄帝内经》参考书的《难经》应该成书于西汉之后，东汉张仲景之前，因为张仲景读过《难经》。而扁鹊却是公元前三四百年，春秋战国时期的人。

可见，《难经》的作者也像《黄帝内经》的作者一样，将书籍托名于黄帝而隐去了自己的姓名。

《难经》作者不光为后世学习《黄帝内经》答疑解惑，他还提出了一些自己独到的见解，极大地推动了中医的发展。比如，他首次提出用"独取寸口"来代替《黄帝内经》中的三部九候诊脉法。

《黄帝内经》中的三部指的是头部、上肢和下肢这三部。

在头部，取额动脉以候头部病变，取耳前动脉（耳门穴处）以候耳目病变，取颊动脉以候口齿病变。

在上肢，取寸口(手腕处桡动脉)以候肺，取神门穴以候心，取合谷穴以候胸中。

在下肢，取足五里（女子为太充穴）以候肝，取**箕**门穴以候脾，取太溪穴以候肾。

上、中、下共三部，每部又各取三处来诊脉。三三得九，故为九候。

虽不知《难经》作者用独取寸口取代三部九候的具体原因，但独取寸口简洁省时，也更符合当时社会的礼仪。所以一经提出就被后世医者所采纳。

寸口指的是手腕内侧桡动脉处。独取寸口时，要先伸出食指、中指和无名指。中指落在桡骨头突起对应的桡动脉处，此处名为"关"。食指和无名指依次落在中指两旁。关部旁边靠近腕横纹的那个落指处被称为"寸"。"关"的另一边的落指处则是"尺"。

心脏和血管构成了人体复杂的血液循环系统。如果简单地来描述这个系统的话，我们可以认为连接心脏的主动脉向上连接了一个给脑部供血的颈动脉血管回路。主动脉的左右两边连着两个上肢血管回路。主动脉向下走变成了腹主动脉时，两边挂了许多小的血管回路，分别是心肺肝脾肾的血管回路。再往下腹主动脉还连接两个下肢血管回路。

当心脏跳动将一团血喷射进主动脉时，心脏跳动引起的振动也传给了主动脉。这主动脉的振动波会进一步地传播给不同的下级动脉，护送血液奔向身体的四面八方。当然这里也少不了气的功劳。

如果处在上焦的心脏和肺发生的变化，比如心血管堵塞，或肺萎缩，这时，心血管回路和肺血管回路的血流量和血管振动将会有所变化。这种改变势必会多多少少地影响到其他的血管回路的振动。

《难经》作者发现，心肺的病变对上肢血流回路的影响在"寸"部体现的最明显。具体的讲，心脏体现在左手的寸部，而肺则落在右手的寸部。因此，《难经》作者提议用切寸部来候上焦的心肺。

当处于中焦的肝和脾发生变化时，比如肝硬化或脾胃虚寒，它们的变化对上肢血液流动的变化则反应在关部。左手关为肝，右手关是脾。

同理，处于下焦的肾的信息落在左手的尺部，而右手的"尺"代表的是反应肾功能的肾阳。这一点与其他四脏有区别。

自从把切脉变成了独取寸口后，三部九候的三部已从头、上肢、下肢变成了寸、关、尺三部了。

当大夫伸出三指，轻轻地触碰寸关尺三部的皮肤，没有施加任何力量时，这个动作被中医称为"举"。如果这时已经能摸到脉搏，那么脉诊就正式开始了。

如果"举"没有见到脉，则轻轻地用力往下按，细心的体察，直到找到脉搏开始脉诊。这时中医称这个力道为"寻"。

如果"寻"也没找到脉，那就再加大力度往下按。好像要按到骨头上才能感觉到脉的跳动。这个重力压被称为"按"。

"举、寻、按"三种力道在"寸、关、尺"三个部位探查脉的跳动。这三三得九，又为九候。

　　由此可见，虽然三部九候的含义从古代到现在发生了变化，但中医大夫通过切脉去把握体内的寒热虚实，探查五脏的细微变化，却从未改变。

一息五至

心脏是人体内的第一劳模。它固执且坚定的按照自己的频率一刻不停地工作。即使我们心疼它，想让它休息一小会儿，心脏也是绝不会答应的。

事实上，人的心脏是不受我们的主观意识控制的。能耐再大的人也没有办法用意念来让心跳快一些，或慢一些。它只接受脑中枢的领导。

一个健康的人在平静时，心跳频率为 60—100 次每分钟。身体素质好的运动员心跳在 60 次/分钟左右，而深锁闺房的弱女子或小孩的心跳会快一些。

当一个人的身体出了毛病，他的心跳频率很可能就会随之改变。现在医学发现，一个成人在感冒、发热、休克、贫血、缺氧、甲亢、心力衰竭等状态下，心率往往会加快很多。有时会超过每分钟 100 次。

当然，见到心上人时的兴奋激动也会让心跳加速。另外吸烟、喝酒、喝浓茶、喝咖啡也会让心跳速度高于正常值。

如果一个人甲状腺功能低下，或颅内压增高，或有阻塞性黄疸，他的心跳往往会减慢很多。如果病人的心率低于每分钟 40 次，医生就开始怀疑他心脏的窦房结可能出了问题。

既然心率可以提供这么多的有用治病信息，那么在古代，中医大夫测心率吗？

答案是 NO。

因为在古代，中国最准确的计时单位是时辰，也就是两个小时。如果你想使用更小的计时单位的话，最常用的就是一柱香。没有现在大家常用的手表、秒表、电子表，那会儿的大夫就没法观测每分钟心跳多少下这样的数据。

人体内除了心是劳模外，其实肺也是。和心脏一样，肺也是从早到晚一直不知疲倦的工作，但是它的工作并非是独立完成的。肺得到了肋间呼吸肌和隔肌的帮助。而这两个帮手并不是肺的一部分，它们是自发来帮忙的。因此，肺只能评第二劳模。

和只接受脑中枢领导的心不同，肺接受脑中枢和意识的双重领导。每个人都具有随意控制呼吸频率的能力。

一个人平静且不用意念控制呼吸时，他们的呼吸频率为12—20次每分钟。体格棒、常运动的人的呼吸频率对应于12次/分钟，而弱女子和小孩子的呼吸则快一些。

同样，现代医学也可以从呼吸频率的异常中发现人的毛病。呼吸明显变慢常常是由于代谢低下、休克、麻醉过量或颅内压增高等情况所引起。

而当一个人发热、疼痛、贫血、甲亢、心力衰竭、肺栓塞、胸膜炎、支气管哮喘或神经、精神障碍时，他的呼吸就会显著加速。

在古代，中医大夫虽然不能从测量人体的心率和呼吸率来探知病情，但他们却发现了心跳和呼吸之间不为人知的秘密。

这个秘密就是一息五至。一息指的是一次呼吸，五至则说的是心跳五次。

当然，这一息五至是针对身体健康的人而言的。你看那身体强壮的运动员每分钟呼吸12次，相对应的心跳为60次/分钟。同样每分钟心跳为100次的人，他们的呼吸则是每分钟20次。大家基本上都是一息五至。

健康人的一次呼吸之所以对应五次心跳，这有着它内在的科学道理。

CO_2 是人体生化反应的产物，细胞并不需要它。所以，我们的每次呼吸就是为了呼出 CO_2，并且吸进细胞想要的氧气。

另外，在我们呼出 CO_2 的同时，人体还需要维持 CO_2 在血液中浓度的稳定。做到这一点非常非常重要。

如果血液中的 CO_2 浓度过高，我们就会出现高碳酸血症。其早期症状有面部朝红、脉搏加快、呼吸急促、心室早搏、肌肉抽搐等。

假如血中的 CO_2 浓度过低，人则会发生低二氧化碳血症。这时人体大脑血管会收缩，引发脑缺氧，而产生头晕、视觉障碍、焦虑、甚至是呼吸停止。

在日常生活中，有人在痛哭不止时，哭着哭着就晕过去了。周围的人都会认为她伤心过度而背过气去了。但实际上很可能是由于她痛哭时，呼吸过于急促而导致血液中的 CO_2 浓度过低而晕厥了。医学上常称之为换气过度综合症。

为了维持血液中 CO_2 浓度的稳定，人体进化出了二氧化碳感应器。一旦 CO_2 浓度偏离最佳值，CO_2 感应器的信号就上传大脑。脑中枢马上通过神经协调控制呼吸和心跳的快慢关系，让 CO_2 的浓度恢复正常。

经过千万年的进化，人类呼吸和心跳的最佳关系是一息五至，当然这是针对健康的正常人在平静状态下而言的。

而生了病的人，他的一息五至就很可能会发生变化，从而让中医大夫用这呼吸/心跳的比率来探查病人体内的疾病成为了可能。

切脉，是故弄玄虚吗？

李时珍是中国明朝的中医大家，他与扁鹊、华佗和张仲景并称中国古代四大名医。但李时珍不仅是一个救人无数的名医，还更是个功德无量的药物学家。

为了纠正古代本草书籍中大量的混乱和错误，李时珍前后花了 27 年，历尽艰辛踏遍了千山万水，终于写成了药物学巨著《本草纲目》。

这部巨著不仅对中国的药物学发展做出了重要贡献，而且对世界医药学、植物学、动物学、矿物学和化学的发展也产生了深远的影响，被誉为"东方医药巨典"。达尔文称它为中国古代百科全书。

其实，除了《本草纲目》外，李时珍还写了不少书，比如，《奇经八脉考》、《濒湖脉学》、《濒湖集简方》、《三焦客难》、《命门考》、《脉诀考证》、《五脏图论》、《濒湖医案》、《天傀论》、《白花蛇传》，甚至还有文学著作《菉所馆诗词》和《诗话》。

可惜这些书大都失传了。只有《濒湖脉学》与《奇经八脉考》幸运地和《本草纲目》一道流传了下来。

《濒湖脉学》以歌诀的形式介绍了 27 种脉象的特点和含义，非常便于学习和记忆，是后世初学脉诊者的必读之书。

虽然《濒湖脉学》是本薄薄的小册子，但这其中脉象的繁杂却让初学之人摸不着门道。连看好几遍之后的感觉只有两个字——难学。

后来发现，我应该是犯了个思维逻辑上的错误。

《濒湖脉学》中，从第一脉浮脉到第二十七脉代脉，全部是病脉。而刚开始学脉诊的人应该从正常人的平脉学起。因为脉诊是一门比较的艺术。有比较才会有发现。

古人将平脉的特点概括为：有胃气，有神和有根。但这种描述有些太笼统，不好把握，也不利于比较。

现在的中医对平脉的描述就直观了许多，它的特点有以下几个：一息五至，节律不变，不大不小，不浮不沉，柔和有力，不滑不涩，三部有脉。

"一息五至"是平脉的第一个特点。如果大夫发现病人一息只有三至，就认为他体内有寒。因为寒邪凝滞，阳失健运，故脉象见迟。因此，一息三至的脉被称为迟脉。

如果病人的脉搏是一息四至，这被称为缓脉。缓的主要原因是他脾胃虚弱，体内生湿，湿性粘滞，气机不畅所致。

假如病人的脉搏不慢反快，达到一息六至。就说明他体内邪热亢盛，气血运行加快。此时的脉象被称为数脉。

如果病人的脉搏比数脉更快，达到一些七至或八至，则是疾脉了。人能够跑的快，是因为身体素质好。但脉跑这么快却是凶兆了。此时的病人阴液枯竭，阳气外越，元气将脱。如不及时处置，病人可能就会大限将至。

以上的这四种病脉就是在跟平脉的一息五至相比较的过程中发现的。

平脉的第二个特点是"节律不变"。这个节律不变指的是脉搏之间的间隔时间固定不变。

一个人有了迟脉，这说明他体内有寒了。但更糟的是，在一息三至的基础上，脉搏时不时还偷停一次。而且这个偷停还没有什么规律。这种脉被称为结脉。其主要原因是体内阴寒气结，寒痰血瘀。

同样悲催的还有促脉。它是在数脉的基础上时有一止，且止无定数。有促脉的病人阳盛实热，或气血、宿食停滞，或体有痰饮。另外，肿瘤患者也常见出现促脉。

还有的人脉跳着跳着就突然就停了，停了好久才又开始跳。这种吓人的脉象叫代脉。有此脉象者元气不足，五脏衰微。

这样，通过跟平脉的节律不变相比较，就又发现了结脉、促脉和代脉，这三种病脉。

平脉的第三个特点是"不大不小"。如果把指下感觉到的脉搏比喻成一个不停向上跳动的兔子的话，则不大不小指的是这只兔子个头不大不小。

如果大夫摸到的兔子个头非常大，则称之为洪脉或大脉。此脉的出现，多是由于病人体内气分热盛或邪盛正衰。

假如兔子的个头非常小，小到好像是一条细线在向上跳，这时的脉就叫细脉或小脉。细脉说明病人气血两虚、诸虚劳损或有湿病。

如果这兔子的长得很长，像根棍子似的，这种脉就是长脉。它是肝阳有余，或阳盛内热之症。

如果这兔子被从头尾方向压了一下，被压短了，则叫短脉。主要是因为病人气虚不足，无力鼓动血行。

这样，通过跟平脉的不大不小的个头相比较，就又发现了四种病脉。

平脉的第四个特点是"不浮不沉"。

"浮"指的是这兔子不在正常的位置上跳动，而爬到更高的一个地方来跳。当大夫的手指轻轻触碰到有此脉者的皮肤时，就能感受到脉搏的存在。有的甚至不用手摸，用眼睛看，就能看到脉搏的跳动。

如果浮上来的兔子长得很单薄，薄到像是在按一根葱管一样。这样的脉叫芤脉，这说明病人失血伤阴。另外，房事过多的男同学也多有此脉。

如果这只兔子结实一点点，则按时如按一块水中之木。这就是浮脉了。浮脉主表证，也主虚证。

如果这兔子不是葱皮做的，而是像由坚韧的鼓皮做成的，这是革脉。革脉往往预示病人精血亏虚。临床上，常常见于亡血、失精、半产、漏下等情况。

不浮不沉的"沉"指的是这个兔子在比正常位置更低的下面跳。用正常的指力摸脉时是摸不到的。必须要使劲按，按到筋骨之处才能感觉到脉。这脉就叫沉脉。沉脉说明病邪郁于里、气血内闭。

比沉脉更深的脉叫伏脉。它更是主里证。常见于邪闭、厥症和痛极。

以上的这五种病脉，芤、浮、革、沉和伏脉，都是在跟平脉的"不浮不沉"相比较的过程中发现的。

平脉的第五个特点是"柔和有力"。

而有的人的脉搏跳动极其软弱无力，好像是十几天没吃饭的林黛玉。稍一用力脉就不见了，这种脉叫虚脉。主要是体内气不足以运其血，故脉来无力。

比虚脉更虚的脉叫微脉。虚脉虽软弱，但每次摸还能摸到。但微脉则是若有若无，按之欲绝。这微脉主气血大虚、阳气衰微。说明病人的情况很严重了。

有时指下摁到的是只肌肉兔，坚实有力，这种脉就叫实脉。有此脉者体内邪气亢盛而正气不虚。正邪相搏正酣，故应指有力。

如果指下的肌肉兔的身体紧绷，像一个充满张力的绳结。这就叫紧脉。此脉多主寒证、痛证。

这样，通过跟平脉的"柔和有力"相比较，就又可以鉴别发现虚、微、实、紧，这四种病脉。

平脉第六特点是"不滑不涩"。

滑就是滑利之意。当感觉到指下的这兔子的背上像是涂了一层油一样，滑滑的。这就是只滑脉兔。当滑脉兔向前蹦达时，就如珍珠在玉盘中滚动一样。此脉常常揭示病人元气虚衰，或体内有痰饮食积。无病的育龄女子则有可能是怀孕了。

与滑脉兔相反的是涩脉兔。它摸起来涩涩的，如轻刃刮竹。另外涩脉兔还长得体型细小，且步履缓慢，如病蚕食叶一样。涩脉经常主精伤血少或气滞质血瘀。

相较于滑脉，对涩脉的把握就要难了许多。因为涩脉兔耍的是套组合拳。它不光有涩象，其中还包含了细脉和迟脉。

当然会玩组合拳的不光涩脉兔一个。还有以下六位仁兄。

散脉兄，它浮散无根，且至数不齐。也就是说病人的脉浮且杂乱无章。它的出现常预示病人元气离散、脏腑之气将绝。这是危脉之一。

弱脉兄是沉脉和细脉的结合。它多主阴血不足、阳气虚衰。

弦脉兄长得端直而长，且浑身紧绷如琴弦。因此。它是长脉、细脉和紧脉的结合体。有玄脉之人常有肝胆之痛，或痰饮、疟疾、诸痛。

濡脉则是浮脉加细脉。它多主诸虚或多湿。

动脉兄的组合拳是由短脉、滑脉和数脉组成。有动脉者常有惊恐、疼痛、亡精等证。

最后一位出场的是牢脉兄。它会的组合拳最复杂。它是沉脉、实脉、大脉和长脉的组合。另外，还稍稍有点弦脉的影子。对牢脉的把握可能是最难的。它常常揭示病人阴寒内积，或有疝气，或有癥瘕。

以上就是李时珍《濒湖脉学》所描述的所有脉象。其实，病人的脉也远不止这 28 种。因为它们常常进行各种各样的排列组合。

比如，沉脉加数脉主里热。沉脉加迟脉则主里寒。沉滑脉主痰饮水肿在里。沉虚脉主里虚。沉实脉主积滞或实寒。

平脉除了有以上六个特点外。它还有最后一个特点：三部有脉。

左右手的寸、关、尺三部，分别代表心、肝、肾、肺、脾和肾阳。因此三部都有平脉，这才能说明此人五脏功能正常。不然不能称他为健康的人。

而病脉在寸关尺三部的不同部位出现，则预示不同的病情。

比如，芤脉主伤精亡血。这是对芤脉的整体描述。当寸部出现芤脉时，主心脏失血、怔忡。关部的芤脉则说明胃出血。而尺部的芤脉常提示有下部失血，如尿血、便血、妇女崩漏等。

总而言之，脉诊是中医"知常衡变"的指导思想在诊病时的具体运用，它是一门比较的艺术。之所以大家觉得切脉神奇、或故弄玄虚，只是因为我们对它的道理还不了解所致。

感冒的辨证论治

普通感冒（common cold），俗称感冒或伤风，是一种极常见的小病。成年人平均一年会得两三次，而有的儿童则有可能一年得上五六次。

在医学上，常称这种病为急性上呼吸道感染。它的典型症状包括打喷嚏、流鼻涕、鼻塞、咳嗽、喉咙痛，头痛、发热和疲劳等。

感冒是一种上呼吸道的病毒性感染，而非细菌感染。因此，能杀细菌的抗生素是无法治疗感冒的。不仅如此，滥用抗生素还会扰乱体内菌群平衡，使细菌产生抗药性。所以，得了感冒最好不要吃抗生素。

自然界中能引起感冒的病毒有 200 多种。但遗憾的是，西医暂时还没有专门针对这些病毒的药物。因此，现在对感冒的治疗还只限于缓解一些症状，比如可以吃布洛芬或对乙酰氨基酚来止痛和退热。另外，还可以用伪麻黄碱或异丙托溴铵喷鼻剂来缓解流鼻涕的症状等。

临床观察发现，大部分人的感冒症状通常在七到十天内会得到缓解。因此，西医又称感冒为自限性疾病。

但感冒的自动好转并不是因为病毒的寿命只有七天多，而是在这段时间内，人体的免疫系统集中兵力战胜了入侵的病毒。

这也就是为什么一些免疫力差的人感冒时，可能会持续三个星期以上。此外，有严重健康问题的人患感冒时还可能会并发肺炎等其他严重疾病。

飘荡在空气中的感冒病毒每天都会与我们亲密接触，但我们却不会天天感冒。这是因为人体内的免疫细胞在为我们站岗放哨，随时消灭入侵的感冒病毒。

但是，如果我们不小心受了凉，寒邪侵袭了体表，情况就不一样了。

人体的体表不仅指所有的外在皮肤，还应该包括呼吸道的内壁和肺泡的内表面。因为这些处于人体内的表面组织也能与外界的冷空气直接接触。

当体表组织受寒之后，位于体表的毛细血管就会由于热胀冷缩的缘故而收缩，从而使这些血管的血流量大减。

其后果就是，随血液流动而到达呼吸道和肺泡内表面的免疫细胞数量也随之下降。这就给了感冒病毒入侵人体的机会，使我们出现了打喷嚏、流鼻涕、鼻塞、咳嗽和发烧等症状。

与此同时，受寒后体表肌肤内的血管收缩还会使我们打寒颤，并感到畏寒怕冷。情况严重的还会发生肌肤因气血不通而产生疼痛的症状。

由此可见，这些引起普通感冒的病毒经常是在寒邪这个诱因的帮助下攻破了我们的免疫系统，从而引发了感冒。这也是为什么感冒常在冬季流行，且西医还用 cold(冷)这个词来命名它的原因。

当我们得了感冒之后，可以找西医寻求帮助，当然也可以吃中药来治。

西医大夫并没有专门的药物来杀死感冒病毒，中医大夫的中药能吗？答案是：也不能。

那既然中药杀不死病毒，中医是怎么来治感冒的呢？

一个疾病往往有许多个外在的症状，但中医看病时的注意力却并不仅仅在这些症状身上。中医认为，疾病的多个症状常常是由相同的一个内在原因引起的。这个内在原因在中医上叫"证"。因此，中医的治病方式也就是辨"证"论治。

"证"辨准了，病才有根治的可能。为此，中医发展出了八纲辨证、脏腑辨证、三焦辨证、六经辨证、病因辨证、卫气营血辨证等许多方法来确保把"证"找到。

一个简单的病往往是由一个证引起的，而复杂的病则很可能有不止一个证。而且，一个病在不同的发展阶段也常常有着不一样的证。

另外，由于每个人的体质不同，同样的致病因素引起的疾病在不同人的体内也会有着不一样的证。因此，中医治病的方案往往是个性化的，而不是千篇一律、千人一药。

对大多数人而言，他们感冒时的主要症状是恶寒、发热、头身疼痛、无汗、喘咳。中医认为这是寒邪所致。所以，中医对此辨出的证是风寒束表证。这里所用的辨证方法是病因证。

治疗风寒束表证可以用张仲景的麻黄汤，此方由麻黄、桂枝、杏仁和甘草组成。

麻黄汤中的麻黄和桂枝配伍使用能让解表散寒的功效大增。当把体表的寒邪解除后，肌肤组织就恢复了血液供应，大多数的感冒症状也就随之消除了。

虽然麻黄汤并不能直接杀死感冒病毒，但血液供应正常之后赶来的大量免疫细胞能最终彻底消灭感冒病毒，防止病情恶化。这跟用药物直接杀死病毒的治疗一样，也是一种治本的治疗。

方中麻黄与杏仁合用来宣肺平喘，这是治标。因此，此方标本皆治，收效更快，常常能一剂而愈。另外，麻黄汤中的甘草调和诸药，能消除麻黄单用时的副作用。

有些人受寒感冒时，除了有风寒束表证的大多数症状外，他们还有出汗的症状，而不是无汗。出汗是因为他们体表卫气亏虚，腠理不固所致。因此，中医对他们的辨证是风寒束表证加表虚证。

张仲景的桂枝汤是治疗此类感冒的良方。此方由桂枝、芍药、甘草、大枣、生姜组成。

方中重用桂枝，解肌发表，散外感风寒。其次用芍药来帮助有表虚证的病人益阴敛汗。此外，生姜辛温，既助桂枝解肌，又能暖胃止呕。大枣甘平，能益气补中，又能滋脾生津。

另外，还有些人感冒的症状与风寒束表证的诸症类似，但他们的头身疼痛尤为突出，是主症。这是因为他们的体表中有气血瘀滞的实邪。因此，中医对他们的辨证是表实证加风寒束表证，而且表实证是主证。

《伤寒论》中的葛根汤是治疗此类感冒的名方。此方是在桂枝汤中加入葛根、麻黄而成。

方中用量最大的葛根能够解肌散邪、生津通络，消除头面疼痛的表实证。麻黄和桂枝配伍疏散风寒、发汗解表针对的是风寒束表证。此外，芍药和甘草能生津养液、缓急止痛，可以助葛根一臂之力。而生姜和大枣能调和脾胃，以固人之正气。

此外，我们中还有一小部分人，平时自认为身体非常好。故而常常不把感冒当回事，从而耽误了治疗。他们感冒几天之后，原本并不严重的发热很可能就变成了高烧不退。

当免疫细胞与感冒病毒战斗时会产生许多病毒和免疫细胞的碎片。这些碎片会引起大脑中的控温中枢把控温点调高。这是感冒后发烧的主要原因。

另外，这时病人的表证还未解，体表因受寒所致的血管收缩使得皮肤散热也不通畅。这是发热的次要因素。

　　因此，中医对这类人感冒的辨证是里热证加风寒束表证，且里热证是主证。因为人是恒温动物，如果人体持续高温的话，其后果相当的严重。

　　对此处的里热证和前面的表虚证、表实证的辨别，中医都使用了八纲辨证的方法。

　　治疗里热严重的风寒感冒首推张仲景的麻杏石甘汤。此方重用石膏去除里热，麻黄和杏仁合用解表证、平肺喘，外加使药甘草调和诸药。虽然麻杏石甘汤用药简单，但药效却非常显著。

　　以上只是中医对几种受寒感冒的辨证论治。但在实际生活中，不光寒邪能降低人体免疫力，湿邪、热邪、风邪、暑邪也能。

　　故而，感冒病毒也常常在这些诱因的帮助下引起感冒。中医对此的辨证又会各不相同。比如，有风热犯表证、暑湿伤表证等。

　　另外，还有些人一向身体就不太好。感冒病毒并不需要其他诱因的帮助就可以攻破他们的免疫系统而引发感冒。对此，中医常辨证为阴虚表证或气虚表证。

　　总之，辨证论治是中医治病的一贯指导思想。大夫们只有通过它找到疾病发生的内在根本原因之后，才能正确地遣方用药，真正地做到药到病除。

中药的排兵布阵

"按部就班"在许多人的眼里是个贬义词，因为常常有人用它来批评别人做事拘泥于常规，缺乏创新精神。但其实，按部就班不一定一直是贬义词。

按部就班这个成语本义指按一定的规矩、程序办事。这做事的规矩和程序肯定是根据以往的许多经验总结出来的，应该是最好的方案。这时我们的按部就班就是个褒义词。

比如，科学研究就有它自己按部就班的方法。同样，中医看病也是如此，也有着按部就班的一套程序。

中医看病的第一步一定是用望、闻、问、切来收集疾病所有的症状。

这看病的第二步是，中医大夫根据自己扎实的理论知识和多年的临床经验，从纷杂的症状中找到疾病发生的根本原因。中医称这一步为辨证。

中医看病的第三步就是针对这个证的论治了。如果大夫决定用中药来治疗疾病，那应该怎么来开方论治呢？

俗话说："一个篱笆三个桩，一个好汉三个帮"。中医用药也采取了群殴的战术。但中药们的群殴不是乱殴，而是有组织的。

在这个组织中，必有一味中药是带头大哥。它是干架的主将，中医称之为君药。一个方剂中君药的剂量最大，这样才能做到势大力猛。

为了保证打赢疾病，主将常常会再找一个或几个帮手。中医称这些帮手为臣药。这种臣药往往能让君药的功力大增。

比如，在治疗外感风寒引起的感冒时用的麻黄汤中，麻黄是君药，负责解表散寒。当方剂中加入了也能解表的桂枝这个臣药后，就产生了 1+1＞2 的效果，疗效更佳。

另一种臣药的任务不是来帮助君药对付主证，而是来主要对付该证引起的次要症状。臣药的剂量一般都少于君药，它不能喧宾夺主。

此外，疾病还会有一些更加次要的症状。这些任务一般会交给佐药去完成。比如，风寒感冒常有咳嗽的症状，因此麻黄汤中加入了杏仁这个佐药去对付它。

君药的剂量大、作用强，但它有时会有一些毒副作用。因此，还有一类佐药的任务就是专门来制约君药带来的毒副作用的。

比如大夫辨别病人之病为阴虚证时，若用熟地为君药去补阴的话，就必须要考虑到熟地生性粘腻的副作用。因此，对于脾虚消化能力不强的人来说，方剂中常常会配上一点陈皮、砂仁之类的辛香走窜药作为佐制药，来缓解因为地黄滋腻而造成的脾胃损伤。

方剂中最后一类药是使药。使药的第一个功能是引经报使。它能把其他药也领到生病的这个地方来，像个带路的向导。

比如：升麻、桔梗、蔓荆子能够引药上行。而牛膝、代赭石、旋覆花能引药下行。柴胡能当头面两侧的引经药，白芷则是药效抵达前额部的向导。

使药的另外一个作用是调和诸药。这个和事佬的职位一般由甘草担当。因为甘草天生性甘平，药性和缓，与寒热补泻各类药物通用，能缓和烈性或减轻毒副作用，有调和百药之功。

比如，麻黄汤中除了作为君、臣、佐的麻黄、桂枝和杏仁外，就还有使药甘草。

由此可见，君、臣、佐、使是方剂中的中药与疾病战斗时的基本组织关系。而面对疾病时的中医大夫也像是一个排兵布阵、运筹帷幄的大将军。

在生活中，我们遇到的疾病千变万化。有的简单的疾病可能只是由一个内在原因引起的，而难治的病则常常是多个病因的结果。因此，对这些复杂的病大夫辩出的"证"也往往不止一个。

比如，中老年人的常见病——腰椎病。患此病的人中有的腰椎间盘突出，有人是腰肌劳损，有的人腰椎骨质增生，还有人腰椎管狭窄。这些症状反反复复，甚是难治。

中药腰痛宁是治疗腰椎病的专用药，此方由马钱子粉、土鳖虫、麻黄、僵蚕、川牛膝、乳香、没药、全蝎、苍术和甘草组成。它有温经通络、疏散寒邪、消肿止痛之作用。

中医认为腰椎病往往是风湿寒邪入体而引起的血气痹阻、肢体麻木之后的痹症。所以辨证为风寒湿痹证。

针对此证，中医常选用马钱子为君药，因为它开通经络、透达关节之功远胜于它药。

为了辅助马钱子更好地通络散寒湿，方剂中还将土鳖虫、麻黄、僵蚕等中药选作为臣药，以增强祛风止痛、化瘀散结的作用。

另外，患者的腰部问题还常常由肾虚、血瘀和脾湿的毛病引起，因此中医认为患腰椎病的人还常常兼有肾虚证、血瘀证和脾湿证。

所以，腰痛宁的方剂中采用川牛膝作为针对肾虚证的君药，来补肝肾、强筋骨；选用苍术作为针对脾湿证的君药，通过燥湿健脾来治疗痹症；而乳香、没药、全蝎则是针对血瘀证的组合拳。

甘草是腰痛宁中的使药，主要是调和诸药，减轻马钱子的毒性。使方剂变得效果突出，还十分安全。

由此可见，中医在对证治疗时，并不是每次都要派出君、臣、佐、使四位干将。针对一些次要的证，有时只派一位君药出战即可。

虽然君、臣、佐、使理论一直是中医组方开药的指导思想，但它并没有让一些对中医存疑的人信服。

他们觉得这个理论可能只是语言层面上的理论，说说而已。即使大夫声称按照该理论开方治好了病，也很可能只是其中某一味药起了作用，而其他的药只是摆设而已。这些医案并不能证明君、臣、佐、使理论的正确性，他们只相信现代的科学证据。

人体的骨髓是生产血细胞的地方。那些骨髓中初生的细胞在分裂一定的代数后就会分化成熟，变成具有各种特定结构和功能的血细胞。

但是，患上急性早幼粒性白血病的病人，骨髓里的早期血细胞的两条染色体断裂后互相交换，在结合点就出现一个新的融合基因 PML-RARα，最终导致了细胞的癌变。癌变以后的细胞失去了分化的能力，而且它还会不停地原地复制自己，一直疯长下去。

上世纪 80 年代，解放军大连 210 医院的中医专家黄世林教授在辩证论治的基础上，根据君、臣、佐、使的指导思想设计了由雄黄、青黛、丹参、太子参组成的复方黄黛片，来治这种最凶险的白血病。

后来，一项医学临床研究证实了复方黄黛片治疗急性早幼粒性白血病的疗效可达 5 年生存率为 87%。该研究还发现，雄黄、青黛、丹参的有效成分分别为四硫化四砷、靛玉红与丹参酮 IIA。不过，当年复方黄黛片在分子水平的作用机理一直未被揭示。

从 2004 年开始，在陈竺院士、陈赛娟院士的领导下，上海交通大学瑞金医院、中科院广州生物医药与健康研究院等多个研究小组，经过对复方黄黛片 4 年多的研究，又取得了重大的发现。

在复方黄黛片中，来自于雄黄的四硫化四砷能够对急性早幼粒细胞性白血病的致病性 PML-RARα 癌蛋白进行降解破坏，让癌细胞改邪归正又变成了正常的细胞。因此，这举足轻重的四硫化四砷是此方的君药。

来自于丹参的丹参酮能够让血细胞进行正常分化的能力明显增高。所以，丹参酮起到了臣药的辅助作用。

而来自于青黛的靛玉红能够缩短细胞分化的周期，加快血细胞的正常分化。可见，靛玉红也发挥了辅佐的功能，应该是方中的佐药。

另外，研究还发现，丹参酮与靛玉红的使用能够增加水甘油通道蛋白 9 的含量。这种蛋白负责运输四硫化四砷进入白血病细胞，增加四硫化四砷的药效。因此二者都起到了"使药"的作用。

虽然复方黄黛片中的太子参对癌细胞没有什么治疗作用，但它一味补益脾胃的良药，能够化解雄黄、青黛等药对脾胃的伤害。因此它是一味使药。

由此可见，陈竺院士领导的团队用生物化学的方法，从分子水平阐明了，中药复方黄黛片治疗白血病的多成分多靶点作用机理。与此同时，这个研究也充分证明了中药方剂"君、臣、佐、使"的配伍原则的正确性。

永远的经方

中国历史上的名医有很多，神医也不少。比如扁鹊、华佗就是有名的神医。但是能被称为医圣的只有一人，那就是张仲景。

医圣的名字叫张机，字仲景，东汉南阳郡涅阳县（今河南南阳）人。他一生救人无数，著书也颇丰。

据史书记载，张仲景的著作有《伤寒杂病论》十六卷，《辨伤寒》十卷、《评病药方》一卷、《疗妇人方》二卷、《五藏论》一卷、《口齿论》一卷。

但除了《伤寒杂病论》外，其余的书都早已散失不见了。然而张仲景仅凭这一部流传下来的《伤寒杂病论》，就被大家尊为了医圣。

《伤寒杂病论》是本伟大的书，它对中医做出了全方位、开创先河式的贡献。这其中，最重要的贡献主要有两个方面。

首先，它创造性地提出了以"理、法、方、药"为内容的辨证论治理论体系，使中医学的基础理论与临床诊断治疗紧密结合起来。这之后，大夫治病从以前的治标就逐渐变成了求本。

其次，《伤寒杂病论》共载360余方，这些方剂的君、臣、佐、使配伍严密而精妙。大多数方剂只有2-7味药，但疗效之佳却令人叹服。所以仲景的方剂一直被后世历代医家所沿用，成为了经典的方剂，简称为"经方"。

经方受到后世如此推崇，是因为这些方剂中蕴含着中药治病的真谛。

据记载，张仲景绝大多数的方剂都来源于伊尹的《汤液经》，这是中国人上古几千年医疗实践的智慧结晶。

　　在遥远的古代，中医的医疗实践始于神农尝百草。这百草是一味一味尝的，而不是一次嚼好几味草药。因此，早期的治病多为单味药治单个症状。比如，枇杷叶可以止咳，三七可以止血，蒲公英能清热等。

　　单味药治病貌似单一，但却是验证药物功效和探索有效剂量的不二选择。

　　随着医疗经验的增加，医生们开始慢慢尝试用两味药同时治两个症状。在这个过程中，他们发现两个特定药物以一定的配比同时使用，有时可以达到药效倍增的效果。

　　比如，中医发现用黄芪、当归两味药来补血益气时，其剂量配比为5∶1时，益气生血的功效最为明显。而其他比例的配伍则疗效不佳。

　　此外，先知们还发现，当改变两个特定药物之间的配比时，还往往能起到不同的治疗效果。

　　比如，当用黄连与吴茱萸来清泻肝火时，它们用量比例应该为6∶1。而黄连、吴茱萸的配伍比例为3∶1时，适用于治疗脾胃虚弱、正气不足出现的寒热错杂证。当黄连和吴茱萸按1∶1配比时，则多用于治疗素体中焦虚寒，伴肝火犯胃之胃脘痛。

　　虽然中医早期治病的用药貌似非常简单，但恰恰是这简单才使得后人学习中药治病的真谛成为了可能。

　　因此，经方中这些从实践总结出来，又经过几千年医疗实践检验了的有用经验就像棋手必须熟读的棋谱一样，成为医生处方用药的基础和原则。

　　张仲景之后的一千八百多年里，《伤寒杂病论》一直是历代中医大夫们的必读的经典。现在常用的许多时方也无不是在经方的基础上演变而来的。

例如，现在常用的温胆汤就是从小半夏加茯苓汤加味而来的。清代名医王清任的血府逐瘀汤则是四逆散的加味方。清代名医叶天士的椒梅汤、连梅汤等，就有乌梅丸的影子；而藿香正气散则是半夏厚朴汤的变方⋯⋯

而如果刚学医的大夫从复杂的大药方（比如二三十味药）来学习开方治病，就很难总结出关于药物配伍和剂量方面有用的规律来。

由此可见，张仲景的经方虽然很古老，但却依然焕发着强大的生命力，它是我们战胜疾病的法宝。

特别声明一下，本文中有关经方的思想大多来自于南京中医药大学经方学院院长黄煌教授的文章。

癌症可怕吗？

癌症是一种让人谈虎色变的疾病。每当有病人收到医生的癌症通知书时，就犹如收到了死刑判决书，生命之钟也就开始了倒计时。

那这么可怕的疾病到底是怎么产生的呢？

细胞是构成人体的最小单位，它是通过分裂过程产生的。分裂后形成的新细胞可用于构建新的身体组织或替换因衰老和损伤而死亡的细胞。当人体不需要更多的新细胞时，正常细胞的分裂就会自动停止。

人体内每天都会发生数以百亿计的细胞分裂。但由于我们的机体每时每刻都和不少致癌因素发生着相互作用，所以在一定概率上，细胞在分裂的过程中基因会发生突变而产生癌细胞。

人体内有癌细胞还并不可怕，这是由于我们体内有免疫系统的存在。免疫细胞会不停地清除掉癌细胞，防止癌细胞发生从量变到质变的转变。

但是，如果一个人的免疫力一直处在低下的状态，那才是真正可怕的事情。

与正常细胞的受控分裂不同，癌细胞会无限的复制自身，永无止境的增殖下去形成肿瘤。在癌细胞侵占大量气血能量进行无限繁殖的同时，相关的器官功能也必将遭到破坏。

而且，癌细胞还会通过远端转移从身体的一个部位扩散到另一个甚至多个部位，继续侵蚀其他身体组织，直至生命体系完全崩塌。

所以，在每一个人的体内，都存在着致癌因素催生癌细胞与免疫细胞消灭癌细胞这两方面的因素。当免疫系统赢得了角力时，癌细胞就不会逐渐积累形成恶性肿瘤。而一旦免疫系统输了，则后果不堪设想。

癌症是西医给我们带来的新病名，但肿瘤这个病却自古就有了。

中医关于肿瘤的临床辨证论治可追溯到东汉的《伤寒杂病论》。张仲景指出"积者脏病也，终不移；聚者腑病也，发作有时，辗转痛移，为可治"。

可见肿瘤在中医的眼中是可治之病，其中当然也包括恶性肿瘤。

虽然现在人类面对的癌症种类变得越来越多，但中医大夫们万变不离其宗，仍然运用张仲景的经方有效地来战胜它们。

比如《伤寒杂病论》中的下瘀血汤主治产妇腹中有瘀血而产生的腹痛，现在中医运用下瘀血汤加减辨证治疗肝癌、肺癌，效果显著。

桃核承气汤原本主治热结膀胱的蓄血证，现在临床常用它治疗血热互结于下焦的肿瘤，如膀胱肿瘤、肾肿瘤等。

桂枝茯苓丸是专治妇人宿有癥瘕、复受孕成胎的主方，为医家治疗妇人妊娠下血的有效良方。大夫们发现此方对子宫肌瘤具有明显抑制作用，因此常用于卵巢囊肿、乳腺增生等症的治疗。

小柴胡汤为和解少阳的代表方，现在常用来治疗病毒性肝炎、肝癌、晚期乳腺癌，近来还广泛用于肝癌、肺癌、胰腺癌、恶性淋巴瘤等的防治。

真武汤为温阳利水经典方，现临床上用于治疗肝硬化腹水、心包积液等症状。

葶苈大枣泻肺汤可泻肺行水、下气平喘，适用于肿瘤所致恶性胸腔积液。

　　栝楼薤白半夏汤主治痰盛瘀阻的胸痹证，现代临床常用于治疗肺癌、食管癌。

　　旋覆代赭汤有和胃降逆、化痰益气之功，临床上常用于食管癌患者的胃虚痰阻、气逆不降等症。

　　抵当汤是攻逐瘀血之峻剂，现在发现它对肿瘤转移有明显抑制作用。

　　……

　　西医治疗癌症的指导思想非常直接明了。一般是先用手术切除癌肿瘤，再用射线杀死残存的癌细胞，最后用化疗药物追杀已经转移的癌细胞。而中医治癌的思路则明显不同于西医。

　　中医大夫在使用《伤寒杂病论》中的经方对恶性肿瘤的治疗时，要么是在泄热逐瘀，要么是在活血化瘀。有时是除痰降气，有时又是利水除湿。他们从来就没有把杀死癌细胞作为治疗的任务。

　　但是，中医经方的这些治疗去除了体内的淤血和水湿，改善了人体的生理环境。这一方面减少了致癌因素催生癌细胞的数量，另一方面又增强了免疫细胞消灭癌细胞的能力。最终使得癌症变成了一个可控的疾病。

　　由此可见，癌症虽然是可怕的疾病，但是只要治疗得法，癌症就不是可怕的疾病。

　　另外特别声明一下，本文中有关经方治癌的思想大多来自于海南省三亚市人民医院医生刘敏、饶卉明的文章——《伤寒杂病论》经方治疗恶性肿瘤的应用。

www.ingramcontent.com/pod-product-compliance
Lightning Source LLC
Chambersburg PA
CBHW062132020426
42335CB00013B/1193